ABNEHMEN
MIT BROT & KUCHEN

Schnelle, einfache Rezepte mit Nährwertangaben

Genehmigte Lizenzausgabe
für Weltbild GmbH & Co. KG,
Werner-von-Siemens-Str. 1,
86159 Augsburg
Copyright © 2018 Güldane Altekrüger,
DplusA Verlag, 22417 Hamburg

Umschlaggestaltung: Maria Seidel,
atelier-seidel.de unter Verwendung
eines Motivs von © Danailama

Druck und Bindung:
Typos, tiskařské závody, s.r.o., Plzeň
Printed in the EU.

978-3-8289-2935-7

2020

Die letzte Jahreszahl gibt die
aktuelle Lizenzausgabe an.

Einkaufen im Internet:
www.weltbild.de

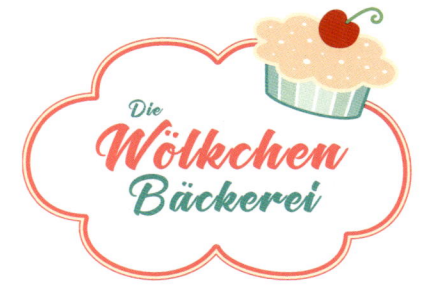

Die *Wölkchen Bäckerei*

GÜLDANE ALTEKRÜGER

ABNEHMEN
MIT BROT &
KUCHEN

Schnelle, einfache Rezepte mit Nährwert- angaben

Weltbild

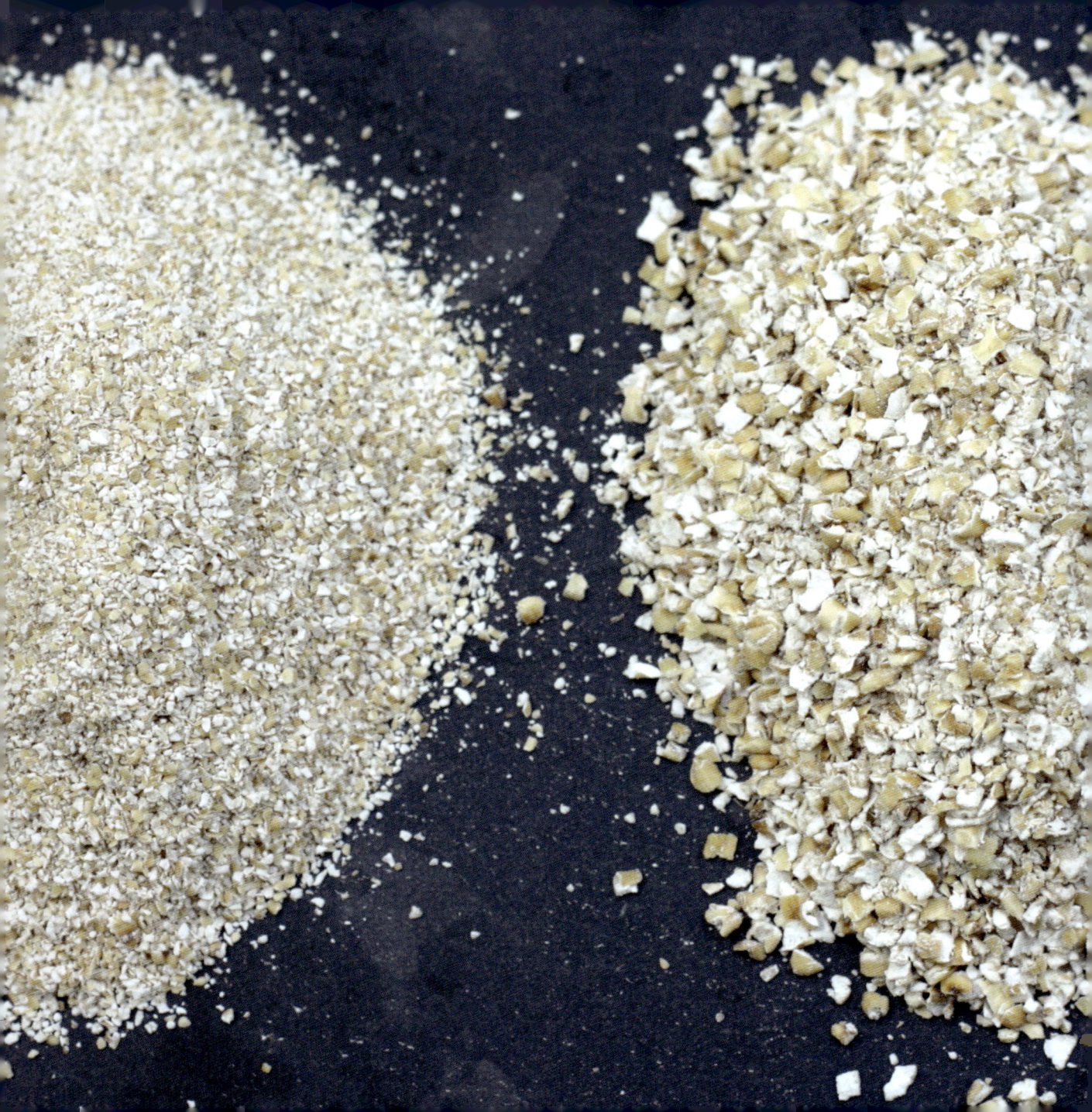

Inhaltsverzeichnis

Brötchen

Brot

Inhaltsverzeichnis

Kuchen & Kekse

Inhaltsverzeichnis

Pizza & Co.

Naschen & Knabbern

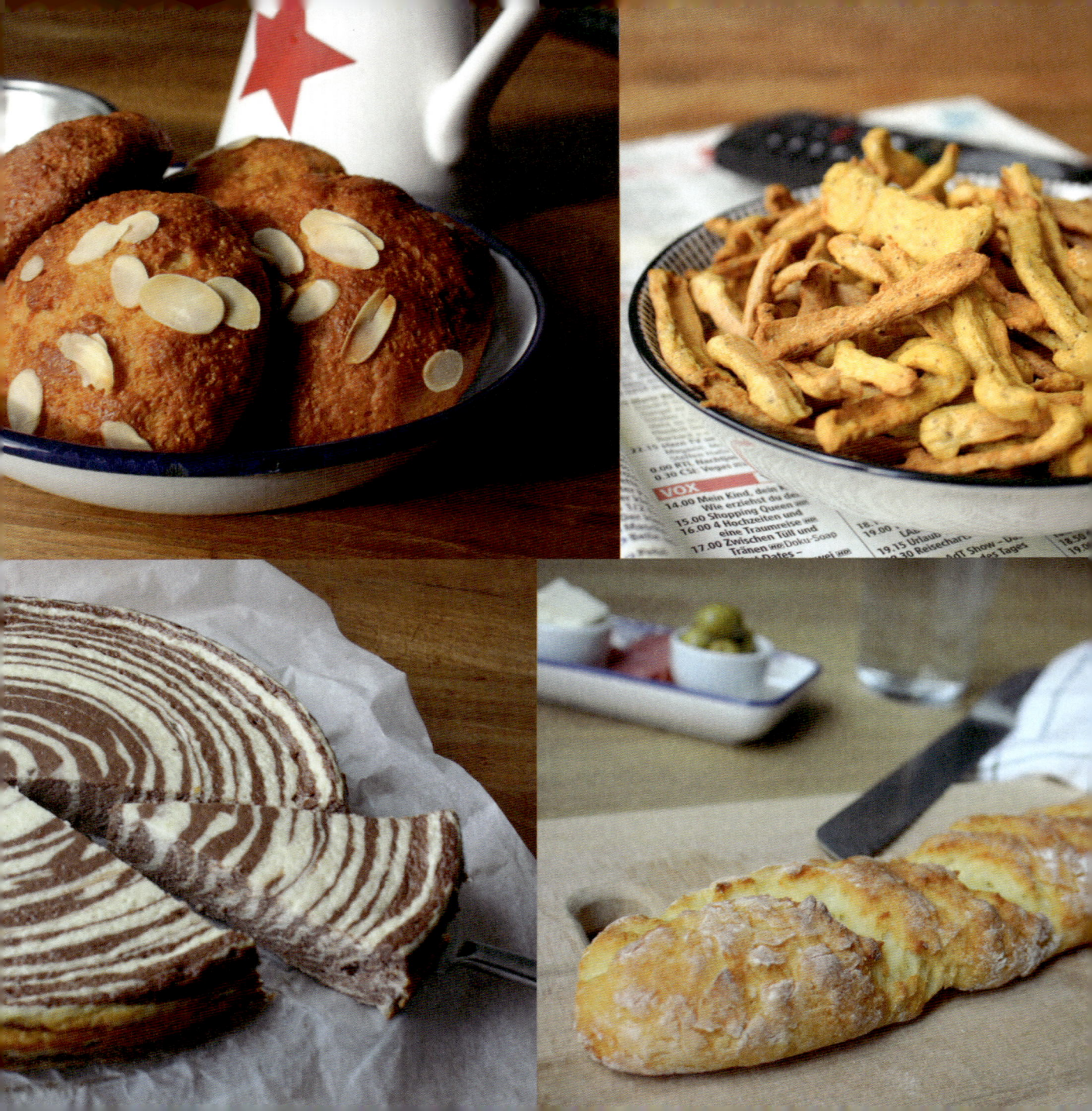

Vorwort

Meine Lieben,

ich bedanke mich an dieser Stelle für Euer großes Vertrauen und den Appell, meine Rezepte in einem Buch zusammmen zu fassen!

Nachdem ich ganz unbedarft damit angefangen hatte, meine Rezepte in einer großen Abnehmcommunity zu posten, war ich sehr überrascht, wie gut meine Experimentierküche bei Euch ankam. Also war ich nicht die Einzige, die bei der Ernährungsumstellung auf Brot und Kuchen nicht verzichten wollte.
Eine Umstellung ist etwas Langfristiges und bestenfalls von lebenslanger Dauer. So sollten doch Rezepte zu machen sein, die mir keinesfalls das Gefühl des Verzichtes geben.

Mein Fokus liegt darauf, die Rezepte so „originalnah" wie möglich zu machen, indem ich auf ballaststoffreiche Zutaten (auch Mehl) und Proteine setze. So machen die Speisen lange satt, sind gesund und, hoffentlich auch für Euch, lecker.

In diesem Buch erwarten Dich Rezepte, die schnell und ohne Vorerfahrung gelingen und zum Experimentieren einladen. Du kannst alle Rezepte nach Herzenslust ändern: Aus Brötchen Brote machen oder aus süßem Gebäck herzhafte Stücke backen. Einige Grundlagen erkläre ich Dir auf den folgenden Seiten.
Ich wünsche Dir viel Spaß beim Stöbern und Nachbacken!

Herzlichst
Dana

Backtipps

Halte Dich an die Mengenangabe
Ich habe die Rezepte mehrmals gebacken, um das Verhältnis zu ermitteln. Wenn Du Dich an die angegebenen Mengen hältst, kann eigentlich nichts schieflaufen.

Heize vor
Um ein gutes Ergebnis zu bekommen, solltest Du den Backofen unbedingt auf die gewünschte Temperatur vorheizen. Nur so geht das Gebäck auf und es bildet sich eine knusprige Kruste.

Beachte die Aufquellzeiten
Ich backe viel mit Kleie und die braucht etwas länger, um die Flüssigkeit zu binden. Das ist für die Konsistenz sehr wichtig.

Lasse Teig mit Backpulver nicht zu lange warten
Teig mit Backpulver, der zu lange wartet oder zu oft gerührt wird, kann die Eigenschaft des Aufgehens verlieren.

Verzichte nicht auf das Einfetten
Beachte meine Hinweise zum Einfetten, auch wenn das ein paar Kalorien mehr bedeutet, sonst bleibt das Gebäck hoffnungslos an der Form kleben.
Nimm dafür am besten einen Silikonpinsel und verwende sehr wenig Öl; Du kannst auch Öl aus der Sprühflasche benutzen. Bei Quarkgebäck kannst Du die Form komplett mit Papier auslegen.

Backtipps

Kleide die Backform aus
Wenn das Gebäck hauptsächlich aus Quark bzw. Skyr besteht, lege Deine Backform komplett – also auch den Rand – mit Backpapier aus.

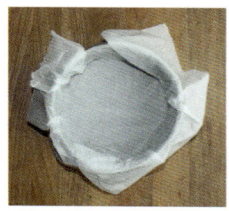

Lass das Ergebnis auskühlen
Bei einigen Rezepten erwähne ich, dass das Gebäck auskühlen muss; nur so erreichen diese Stücke ihre beste Konsistenz.

Beachte die individuelle Backzeit
Jeder Ofen ist anders und meine Backzeiten passen zu meinem Ofen. Schau nach, wann Dein Gebäck goldgelb ist und/oder von innen auch schön durchgebacken ist. Für Kuchen empfehle ich Dir den Zahnstochertest: Stecke vor dem Herausholen des Kuchens einen Zahnstocher in die Mitte des Kuchens. Bleibt noch Teig daran kleben, muss er weiter backen; wenn nicht, ist der Kuchen fertig.

Benutze einen Rührspachtel
Die meisten Brötchen- und Brotteige sind bei der Herstellung sehr klebrig. Du vermengst sie am besten mit einem Rührspachtel. So bleibt der Teig nicht an der Hand kleben und Du hast keinen Teigverlust.

Backe mit Ober-/ Unterhitze
Natürlich kannst Du alle meine Rezepte mit Umluft backen, wenn Du deinen Ofen gut kennst. Die Erfahrung hat gezeigt, dass nicht alle Öfen mit Umluftfunktion die Hitze gleichmäßig verteilen. Möchtest Du mit Umluft backen, so nimm 10 Grad weniger, als bei meinen Rezepten angegebenen – die Backzeit bleibt gleich.

Zutaten & Utensilien

Haferkleie

Ich verwende in meinen Rezepten viel Haferkleie. Der hohe Ballaststoffanteil mit Hafer-Beta-Glucan soll helfen, den Cholesterinspiegel zu senken und lässt außerdem den Blutzuckerspiegel nur langsam ansteigen, wodurch das Sättigungsgefühl länger anhält und Heißhungerattacken seltener entstehen. Ich war erstaunt, wie schmackhaft, wandelbar und vielseitig dieses Naturprodukt ist. Im Müsli, als Mehlersatz, für Knödel und und und ...

Im Handel gibt es Haferkleie mit unterschiedlichen Mahlgraden (siehe Bild Seite 4). Die Feingemahlene ist ideal zum Backen, da sie Flüssigkeit sehr gut binden kann. So werden die Brötchen und Brote viel runder.

Hast du keine fein gemahlene Haferkleie verfügbar, kannst Du eine grobe Sorte im Zerkleinerer selbst mahlen.

Mehlsorten

Die Rezepte funktionieren mit allen Mehltypen, deren Nummern den Mineralgehalt pro 100 g Mehl bezeichnen. Das bedeutet, dass z.B. Type 405 einen Mineralstoffgehalt von 405 mg hat; bei Type 1050 (Teilkorn) sind es demnach 1.050 mg.

Vollkornmehlsorten haben keine Typenummer. Anders als herkömmlich empfohlen, kannst Du gerne mit Vollkornmehlsorten Kekse und Kuchen backen. Sie schmecken erstaunlich gut und sättigen viel länger. Vollkornmehle sowie die Kleiesorten lassen übrigens den Blutzuckerspiegel ebenfalls nur langsam ansteigen. Ich habe in den Rezepten dennoch nicht immer Vollkornmehl verwendet.

Auch für Veganer etwas dabei

Einfach die Rezepte mit pflanzlicher Milch und Joghurt 1:1 umwandeln. Gelingt trotzdem!

Skyr ist der moderne Magerquark

Du kannst bei allen Rezepten Magerquark 1:1 durch Skyr ersetzen.

Vanille

Ich verwende Vanille aus der Mühle. Aber nimm, wonach Dir ist: Aroma, Mark, Sirup ...

Zu meinen Rezepten

Warum keine Angabe bei Süße?

Über das Thema habe ich lange nachgedacht. Angabe mit Zucker kam nicht in Frage, da ich auf zu viele Kalorien verzichten möchte. Aber auf einen bestimmten Zuckerersatzstoff möchte ich mich nicht festlegen. Ich habe alle Variationen der Zuckerersatzstoffe ausprobiert und mit allen gute Ergebnisse erzielt. Nur haben einige einen besonderen Nachgeschmack, andere sind zu teuer, wieder andere haben einen schlechten Ruf, ob berechtigt oder nicht. So traf ich die Entscheidung, Dir die Wahl der Süße nach Deinem Geschmack zu überlassen, und Dich nicht zu beeinflussen.

Wie weiß ich, wann ich genug Süße drin habe?

Das ist ganz einfach: Am besten arbeitest Du mit einem Messlöffel oder Esslöffel. Du gibst zunächst 2-3 EL Süße hinein, verrührst sie und schmeckst den Teig mit der Zungenspitze ab. Ist er nicht süß genug, wiederholst Du den Vorgang solange, bis die gewünschte Süße erreicht ist.

Ein kleiner Tipp:

Für Gebäck eignet sich Streusüße (kristalliert, also streufähige Süße wie Zucker), weil diese sich im Kuchen gut bindet und auch ein gewisses Volumen bringt.

Für kalte und/oder flüssige Speisen eignet sich Flüssigsüße besser.

Utensilien

• Große und kleine Schüssel
• Schneebesen
• Rührspachtel
• Küchenwaage
• Esslöffel
• Teelöffel
• Spritz- oder Frühstücksbeutel
• Pinsel

• Pürierstab
• Mixer
• Backspritze
• 18er und 26er Springform
• 20er und 25er Kastenform
• 20 x 20 cm Backform
• Muffinform
• Silikonformen für Pralinen und Muffins

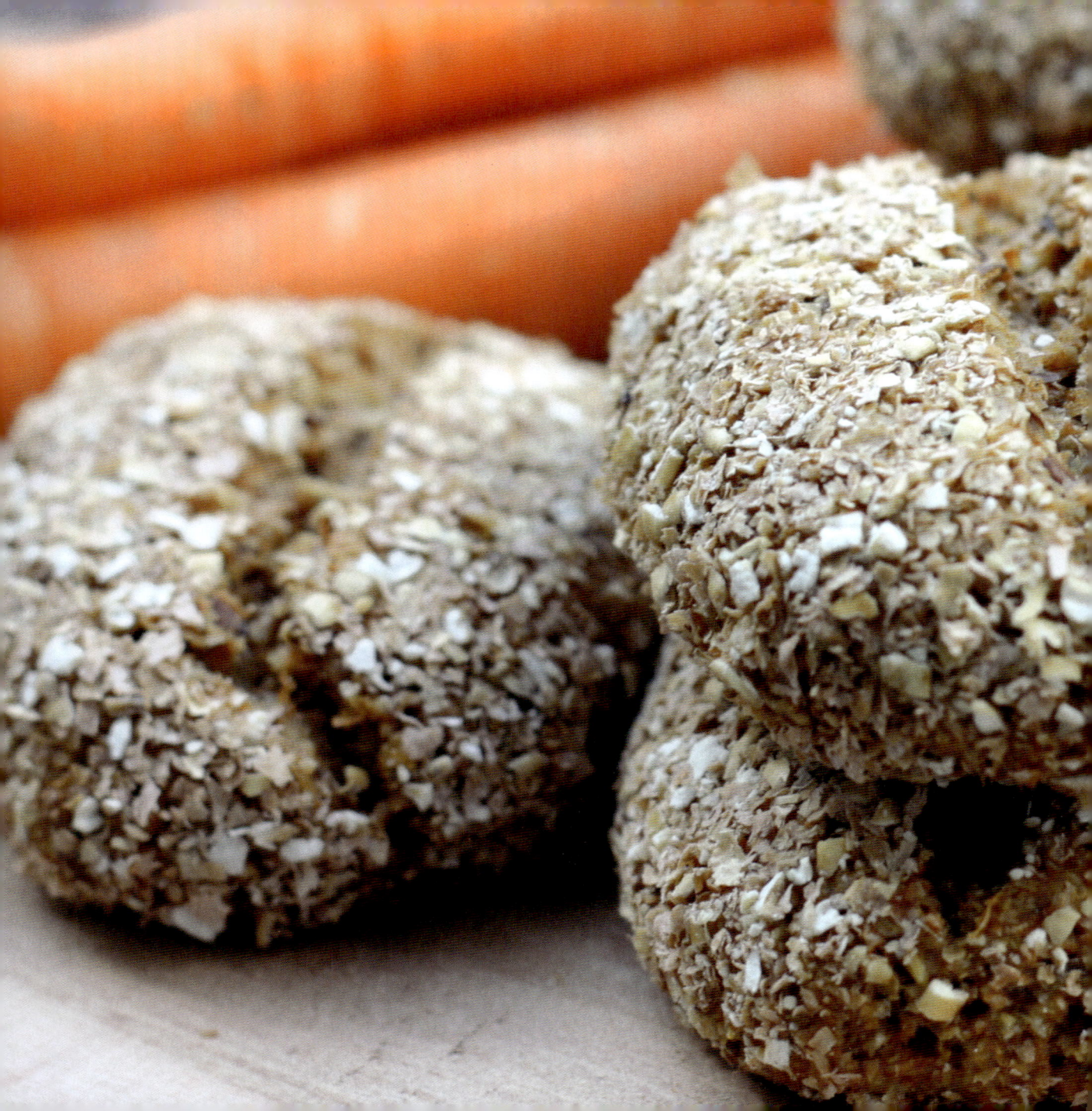

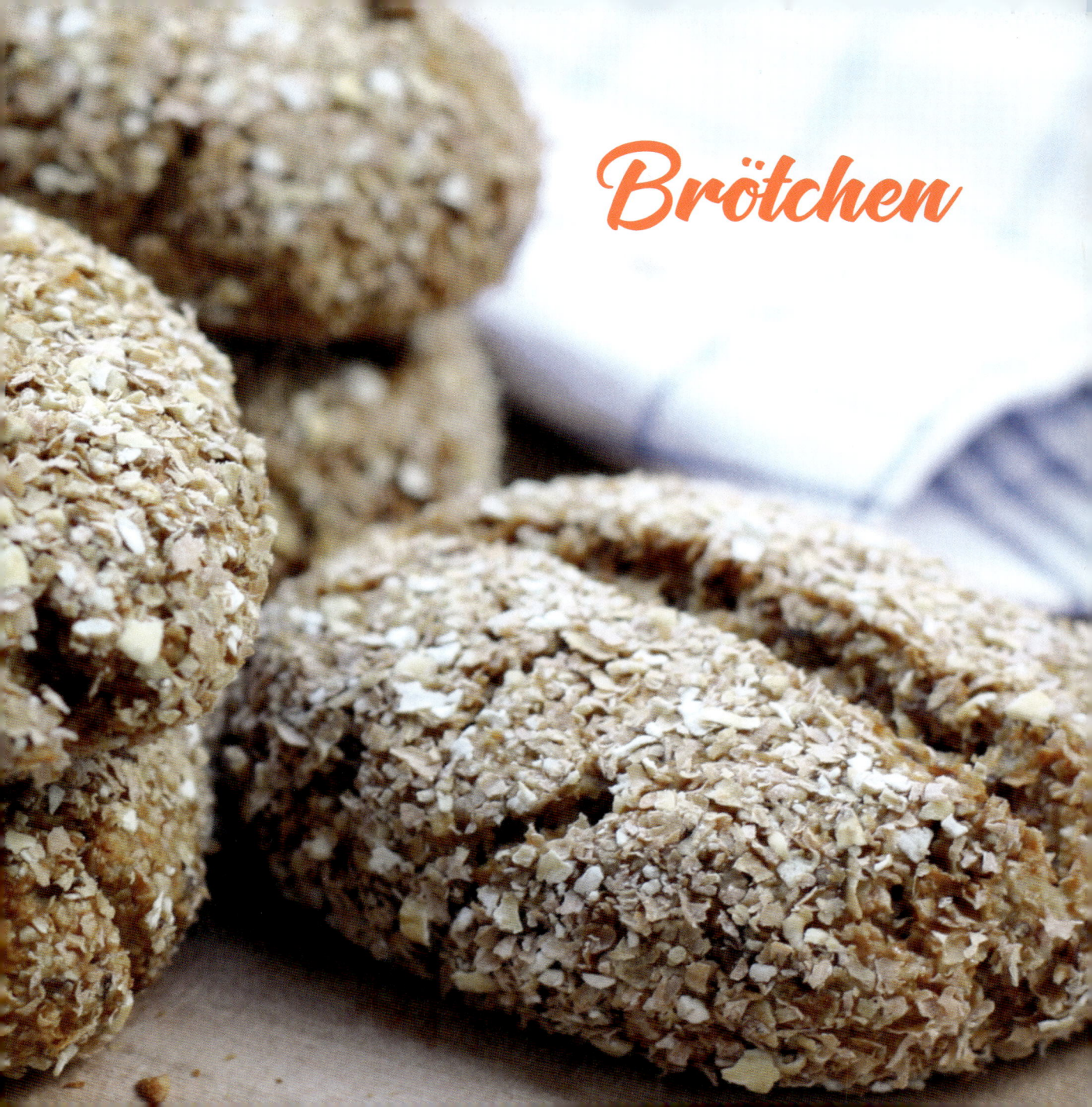

Brötchen

Helle Brötchen

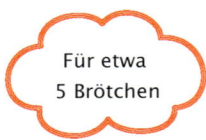

Für etwa 5 Brötchen

Auf 175° O/U–Hitze   den Ofen vorheizen.

60 g zarte Haferflocken
120 g Joghurt 0,1%
50 ml Wasser   verrühren und mindestens eine halbe Stunde einweichen.

70 g Mehl (Weizen oder Dinkel)
½ TL Salz
2 TL Backpulver   dazugeben und gut vermengen.

Mit dem Löffel oder mit nassen Händen 4–5 runde Bällchen machen und auf ein mit Backpapier ausgelegtes Backblech legen.

Etwa 45 Minuten   backen.

Tipps:
- In der Heißluftfritteuse: Bei 160° 10 Minuten backen, wenden und weitere 3 Minuten backen.
- In einer beschichteten Pfanne auf ⅔ Hitze pro Seite etwa 5 Minuten backen.

Sie sind außen knusprig und innen weich. Am besten schmecken sie noch warm. Am nächsten Tag sind sie getoastet super.

Nährwerte für ein Brötchen: Kcal: 114 Fett: 1g   Kohlenhydrate: 22g   Ballaststoffe: 1g   Eiweiß: 5g

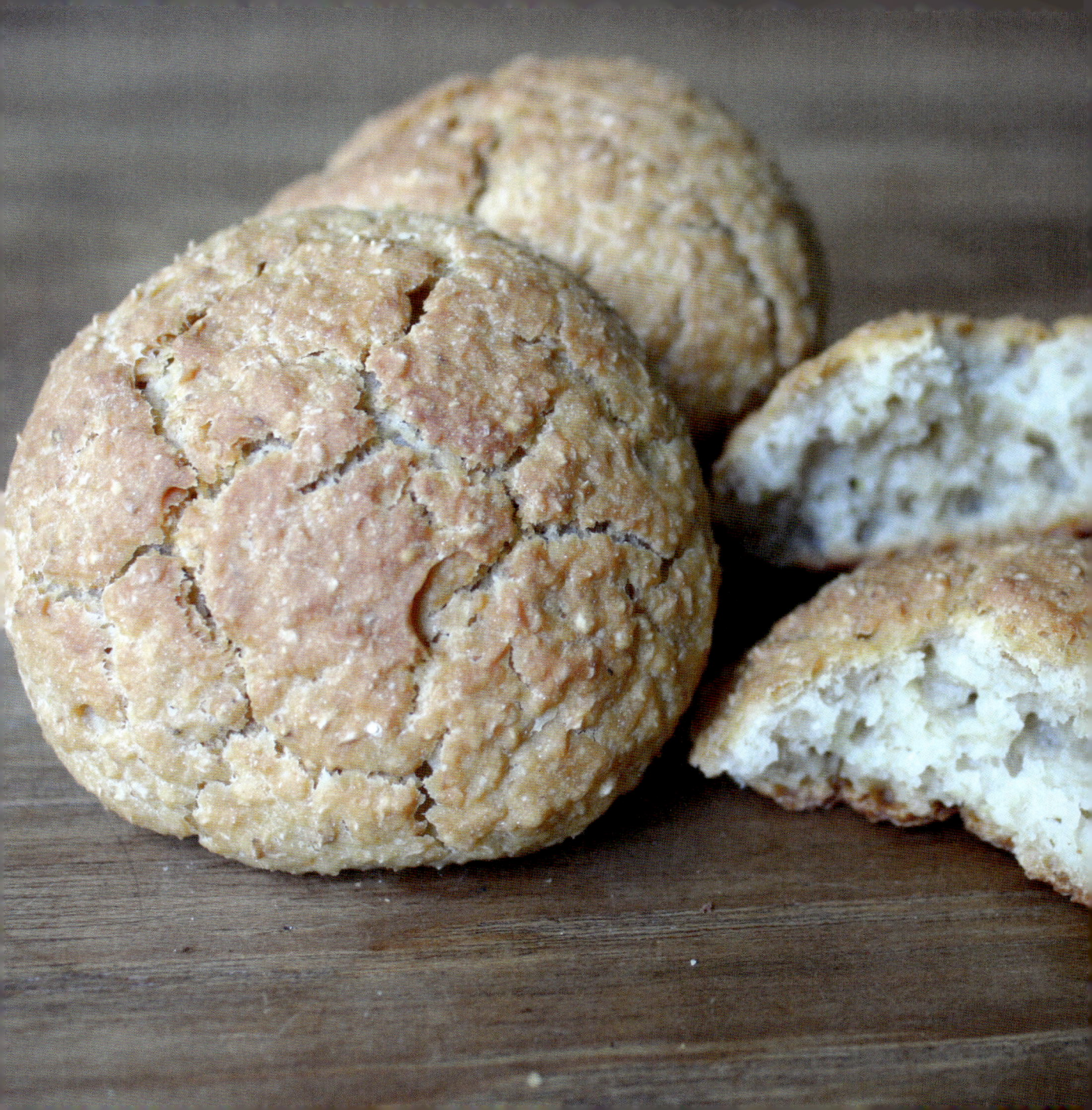

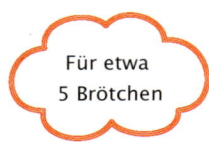

Für etwa
5 Brötchen

Smarte Brötchen

Auf 175° O/U–Hitze den Ofen vorheizen.

200 g Magerquark
1 Ei cremig rühren.

65 g Weizenmehl
60 g Haferkleie
2 TL Backpulver
etwas Salz
5g Flohsamenschalen dazugeben und vermengen.

10 Minuten aufquellen lassen.

Aus dem Teig mit nassen Händen 5 Brötchen formen. In einem Topping nach Wunsch wälzen und mit einem Messer die Brötchen anschneiden.

40 Minuten backen.

Tipp:
Wer keine Flohsamenschalen mag, kann sie auch weglassen. Aber auch dann das Aufquellen nicht vergessen!

Nährwerte für ein Brötchen
(ohne Topping): Kcal: 134 Fett: 2g Kohlenhydrate: 17g Ballaststoffe: 3g Eiweiß: 9g

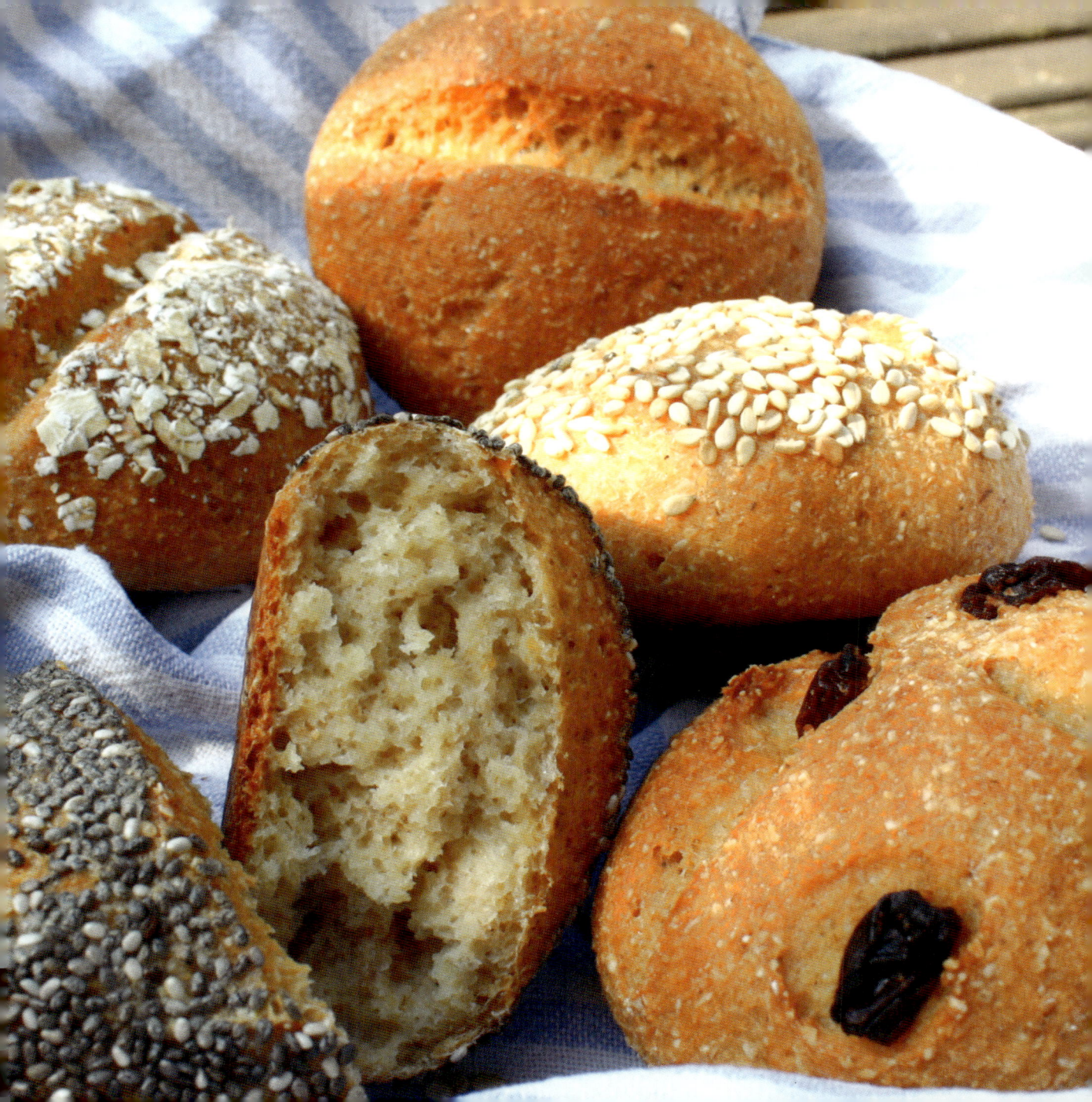

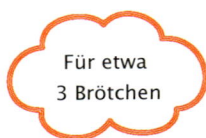

Für etwa
3 Brötchen

Pfannenbrötchen

50 g Magerquark
1 Ei

cremig rühren.

35 g Haferkleie
20 g Dinkelmehl
½ TL Salz
1 TL Backpulver

dazugeben und mit einem Schneebesen gut verrühren.

Eine beschichtete Pfanne

auf dem Herd auf ⅔ der maximalen Hitze erwärmen (Stufe 2 bei max. 3 / Stufe 4 bei max. 6 etc.).

3 Häufchen in die Pfanne geben (wie Pancakes) und erst nach etwa 5 Minuten das erste Mal wenden.
Die andere Seite auch 5 Minuten backen und ggf. danach noch mehrmals wenden.

Tipp:
Eignet sich super für Kräuter-, Gemüse-, Obst- oder Gewürz-Brötchen. Einfach in den Teig die gewünschte Zutat geben und wie beschrieben backen.

Nährwerte für ein Brötchen: Kcal: 106 Fett: 3g   Kohlenhydrate: 11g   Ballaststoffe: 1g   Eiweiß: 7g

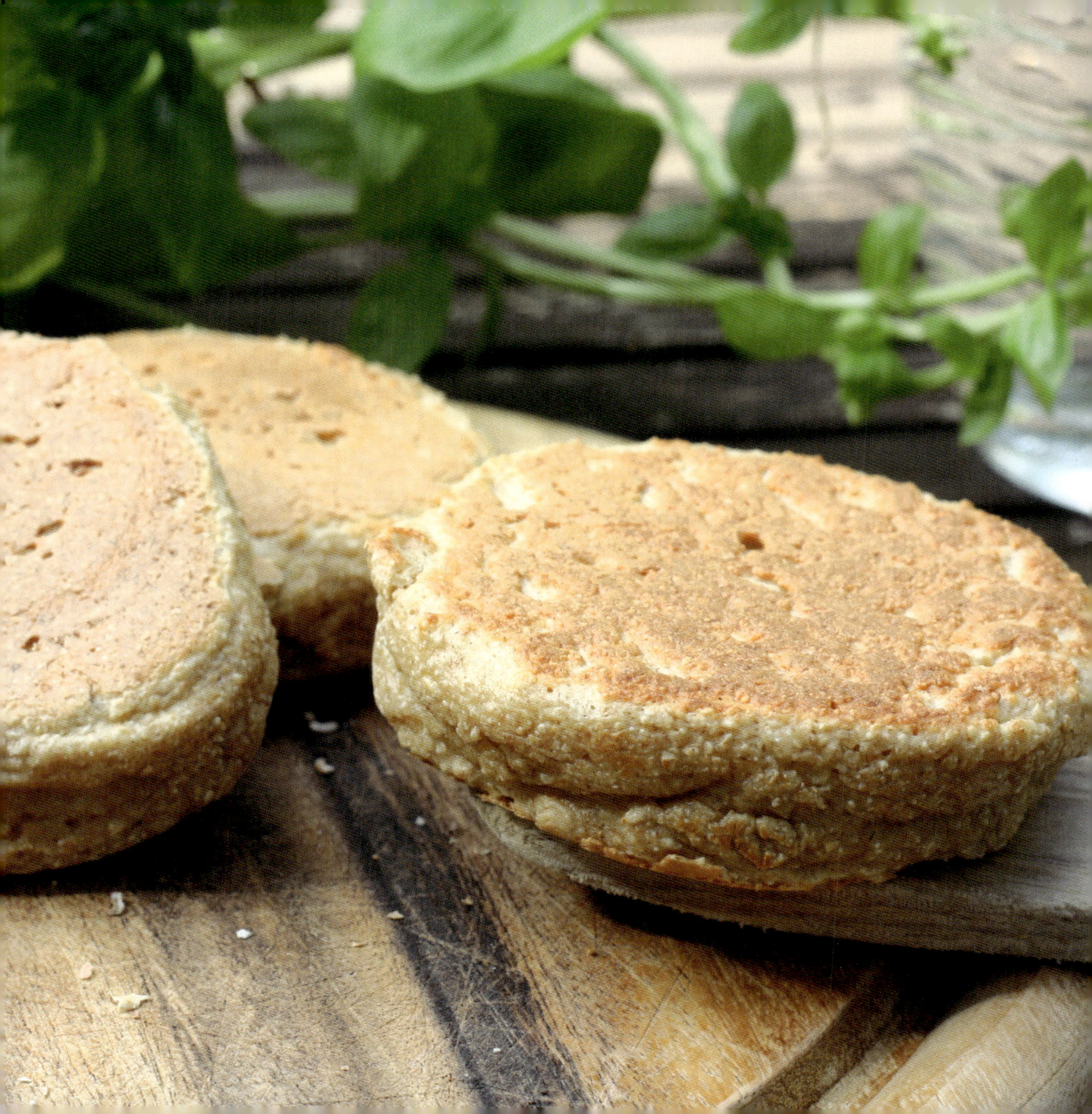

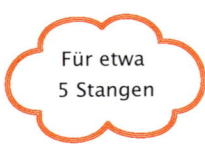

Für etwa
5 Stangen

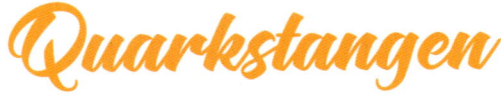

Quarkstangen

Auf 175° O/U–Hitze	den Ofen vorheizen.
250 g Magerquark *125 g Dinkelmehl* *1 TL Backpulver* *½ TL Salz*	in einer Schüssel mit der Hand oder einem Rührspachtel vermengen.
2 EL Mehl	auf die Arbeitsfläche geben.
	Den Teig in etwa 5 gleichgroße Stücke teilen. Jedes Stückchen zwischen beiden Händen oder auf der Arbeitsfläche länglich rollen, in dem Mehl kurz wenden und die Stangen leicht drehen. Auf ein mit Backpapier ausgelegtes Blech legen.
Etwa 45–50 Minuten	backen.

Nährwerte für eine Stange (1/5):   Kcal: 135 Fett: 0g   Kohlenhydrate: 22g   Ballaststoffe: 1g   Eiweiß: 10g

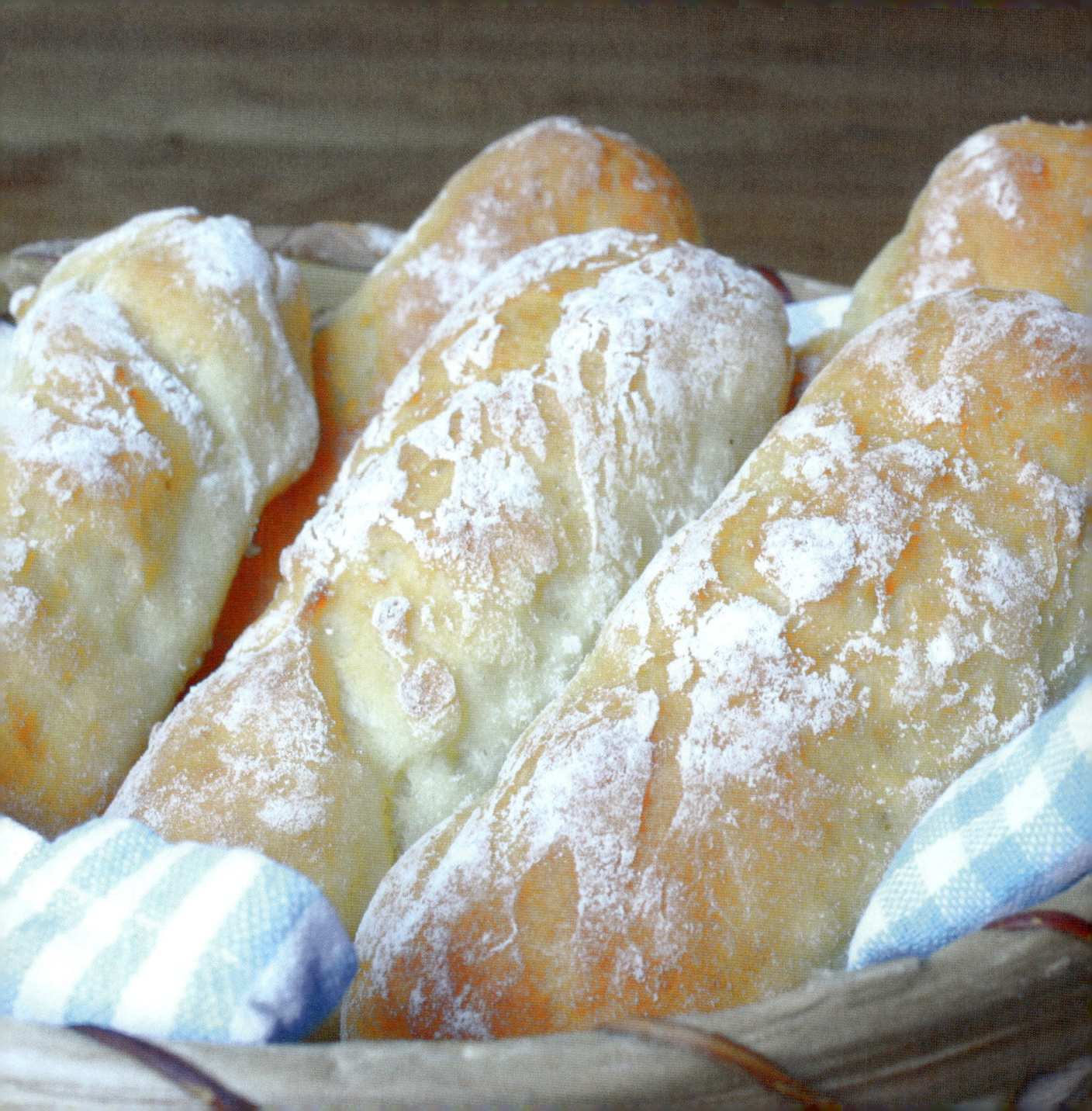

Honigbrötchen

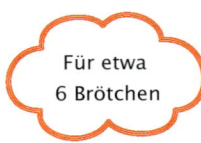

Für etwa
6 Brötchen

Auf 175° O/U–Hitze	den Ofen vorheizen.
160 g Magerquark *1 Ei*	cremig rühren.
70 g Weizenmehl *60 g Haferkleie* *2 TL Honig* *2 TL Backpulver*	dazugeben und verrühren.
10 Minuten	aufquellen lassen.
	Mit nassen Händen 6 gleichgroße Bällchen formen.
1 TL Honig *1 TL Wasser*	mischen und erwärmen und auf die Bällchen streichen.
20 g gehobelte Mandeln	als Topping nehmen.
Etwa 40 Minuten	backen.

Nährwerte für ein Brötchen: Kcal: 136 Fett: 4g   Kohlenhydrate: 17g   Ballaststoffe: 2g   Eiweiß: 8g

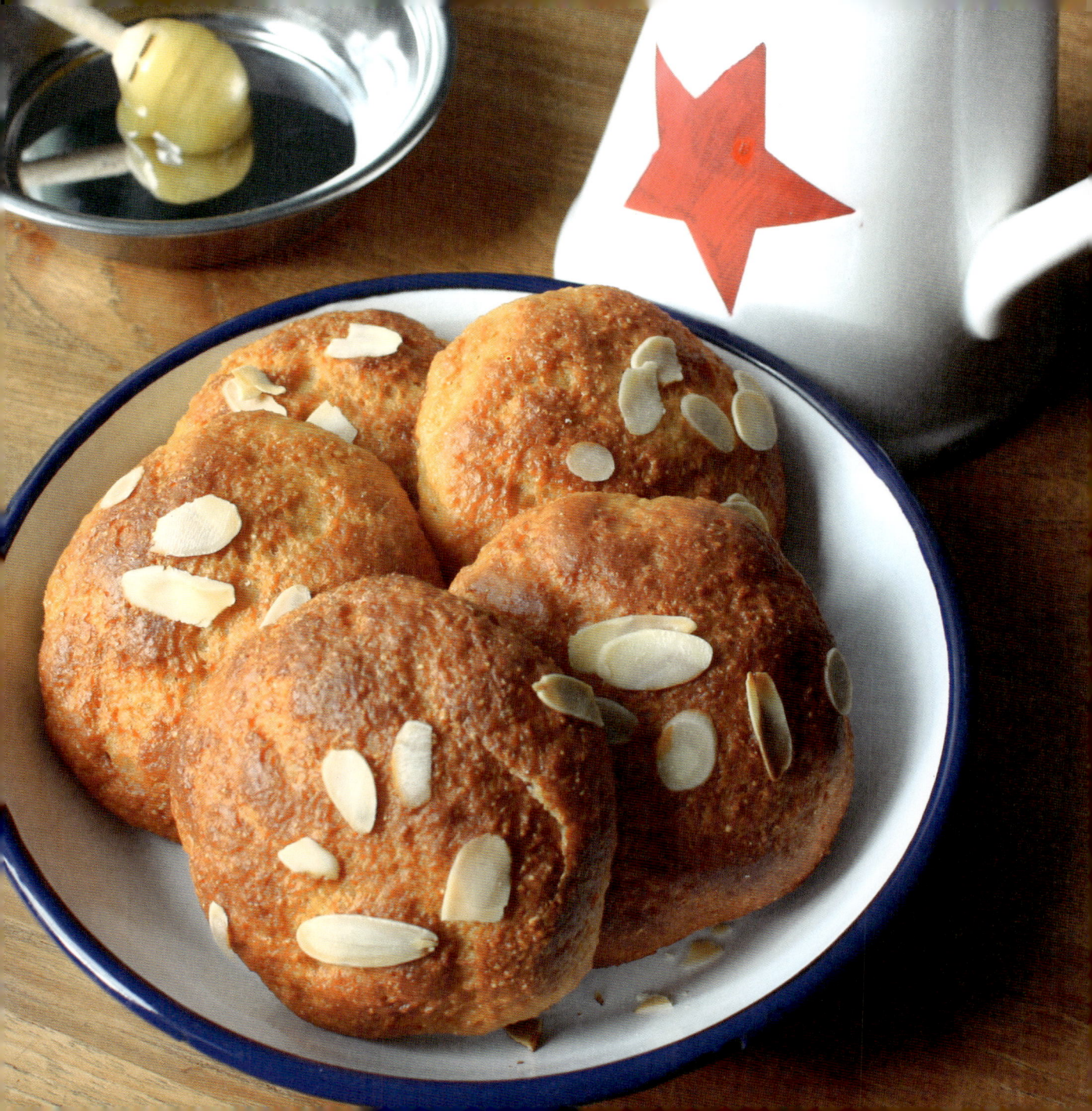

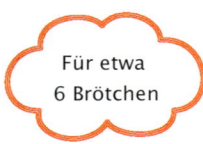

Krustenbrötchen

Auf 175° O/U-Hitze	den Ofen vorheizen.
200 g Magerquark *1 Ei*	in einer Schüssel mit einem Schneebesen cremig rühren.
80 g Haferkleie *40 g Weizenkleie* *20 g geschrotete Leinsamen* *60 g geraspelte Möhren* *2 TL Backpulver* *1 TL Salz*	dazugeben und mit Hand oder Rührspachtel gut verrühren.
1 EL Haferkleie *1 EL Weizenkleie*	auf die Arbeitsfläche streuen.
	Mit nassen Händen 6 Brötchen formen und sie im Kleiegemisch wälzen. Auf ein mit Backpapier ausgelegtes Backblech legen. Die Brötchen anschneiden.
Etwa 45 Minuten	backen.
	Auf einem Rost vollständig auskühlen lassen.

Nährwerte für ein Brötchen: Kcal: 117 Fett: 4g   Kohlenhydrate: 11g   Ballaststoffe: 5g   Eiweiß: 9g

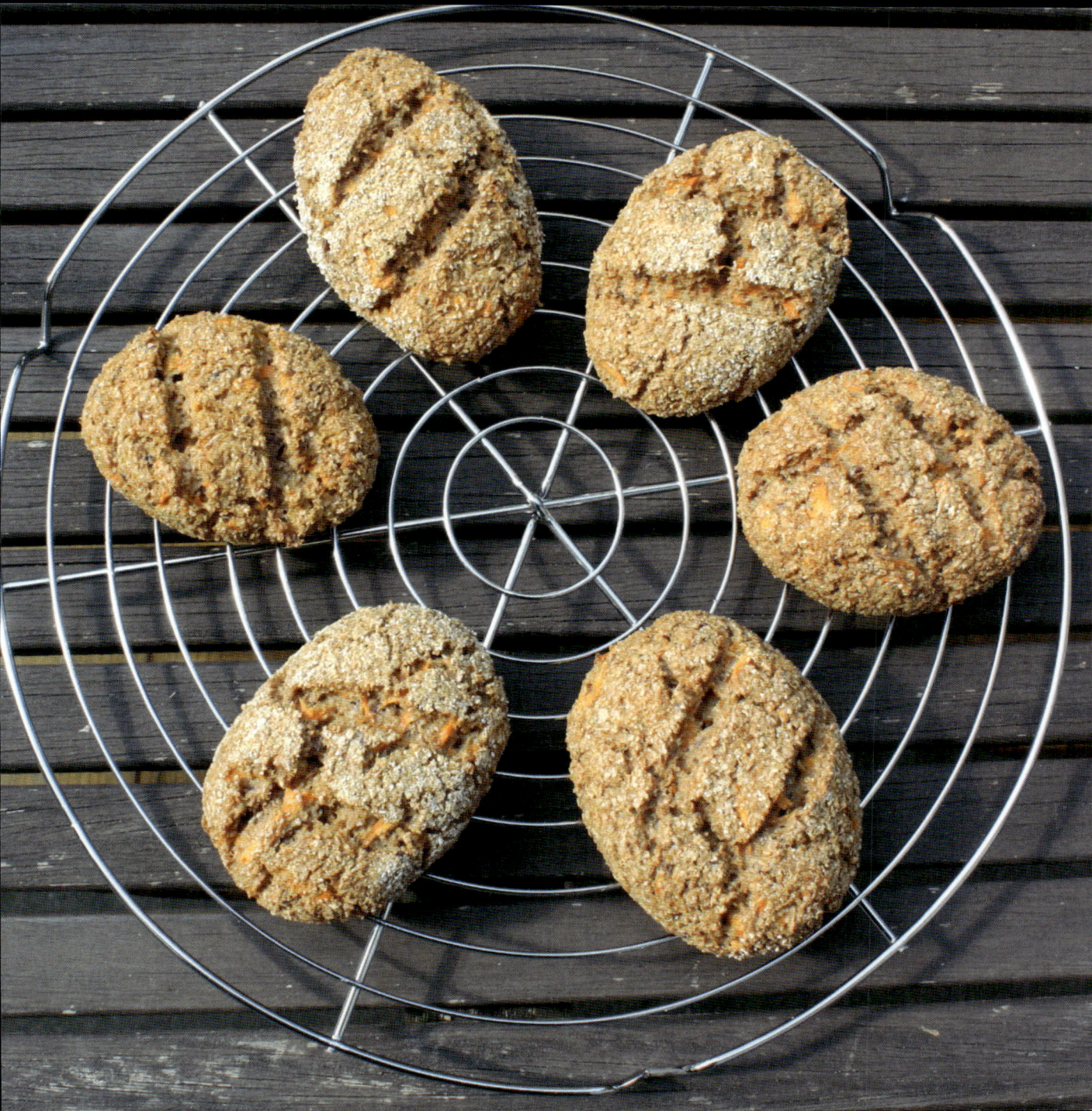

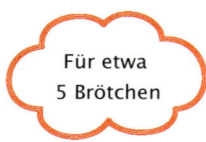

Für etwa
5 Brötchen

Roggenbrötchen

Auf 175° O/U-Hitze	den Ofen vorheizen.
220 g Magerquark *1 Ei*	cremig rühren.
65 g Roggenvollkornmehl *50 g Haferkleie* *15 g Weizenkleie* *1 TL Salz* *2 TL Backpulver*	dazugeben und gut vermengen. Der Teig ist sehr klebrig. Ich empfehle, den Teig mit einem Rührspachtel zu vermengen.
10 Minuten	aufquellen lassen.
	Mit nassen Händen 5 Brötchen formen und auf ein mit Backpapier ausgelegtes Backblech legen. Etwas Mehl darüber streuen.
Etwa 45 Minuten	backen.
	Auf einem Rost auskühlen lassen.

Nährwerte für ein Brötchen: Kcal: 134 Fett: 2g   Kohlenhydrate: 16g   Ballaststoffe: 4g   Eiweiß: 10g

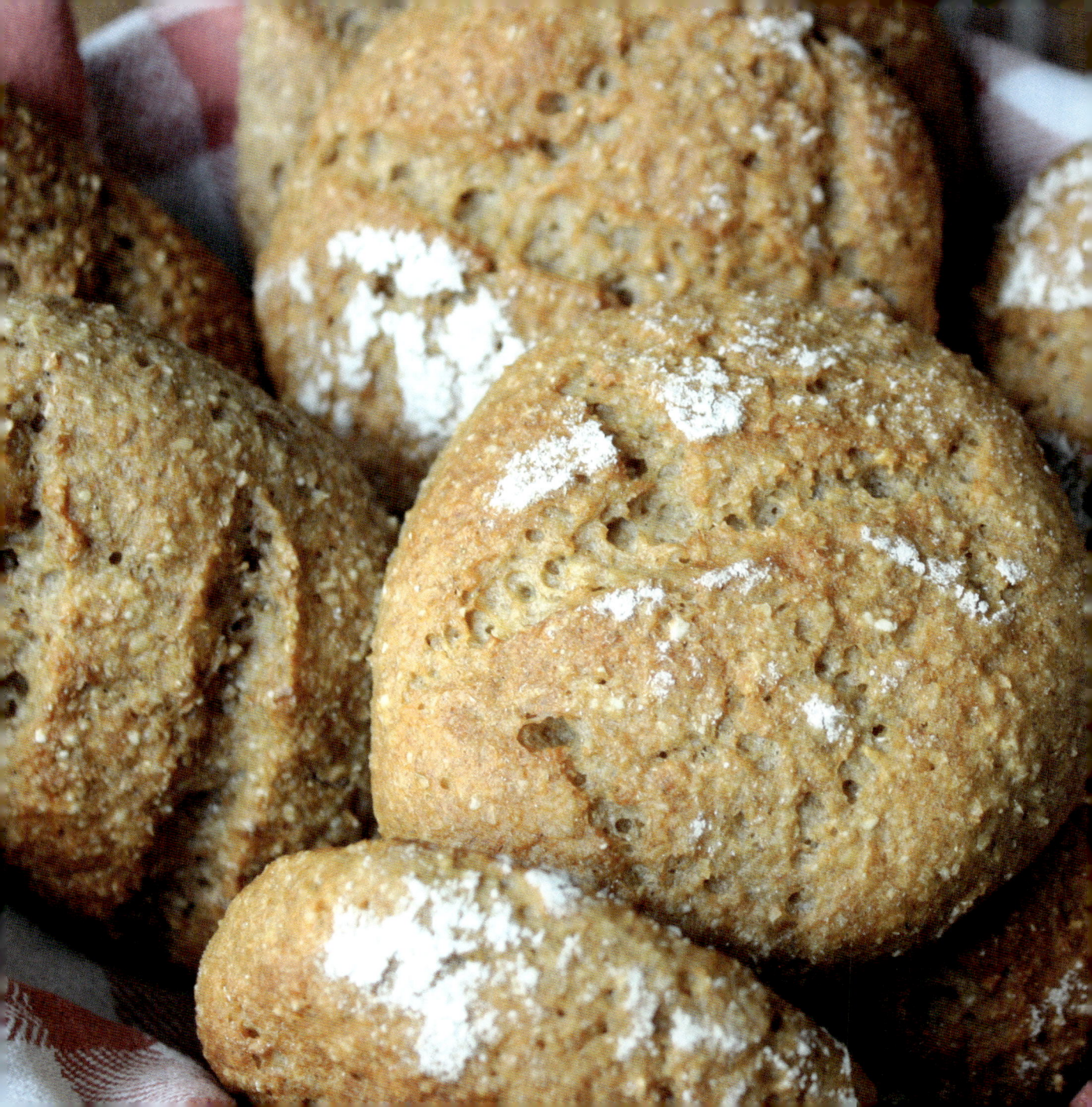

Kraftbrötchen

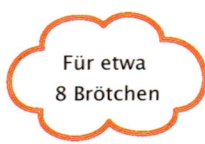

Für etwa
8 Brötchen

Auf 175° O/U–Hitze	den Ofen vorheizen.
200 g Magerquark *2 Eier*	in einer Schüssel mit einem Schneebesen cremig rühren.
70 g Dinkelvollkornmehl *60 g Haferkleie* *30 g Weizenkleie* *2 TL Backpulver* *1 TL Salz*	dazugeben und mit der Hand gut verrühren.
20 g Flohsamenschalen *90 ml lauwarmes Wasser*	zum Teig geben und gut untermischen.
10 Minuten	aufquellen lassen.
1 EL Weizenkleie *1 EL Haferkleie*	auf die Arbeitsfläche oder gleich aufs Backpapier geben. Mit nassen Händen 8 gleichgroße Bällchen formen und im Kleiegemisch wälzen. Auf ein mit Backpapier ausgelegtes Backblech legen. Mit einem Messer die Brötchen längs anschneiden.
Etwa 35 – 40 Minuten	backen.
	Auf einem Rost vollständig auskühlen lassen.

Nährwerte für ein Brötchen: Kcal: 79   Fett: 2g   Kohlenhydrate: 8g   Ballaststoffe: 5g   Eiweiß: 7g

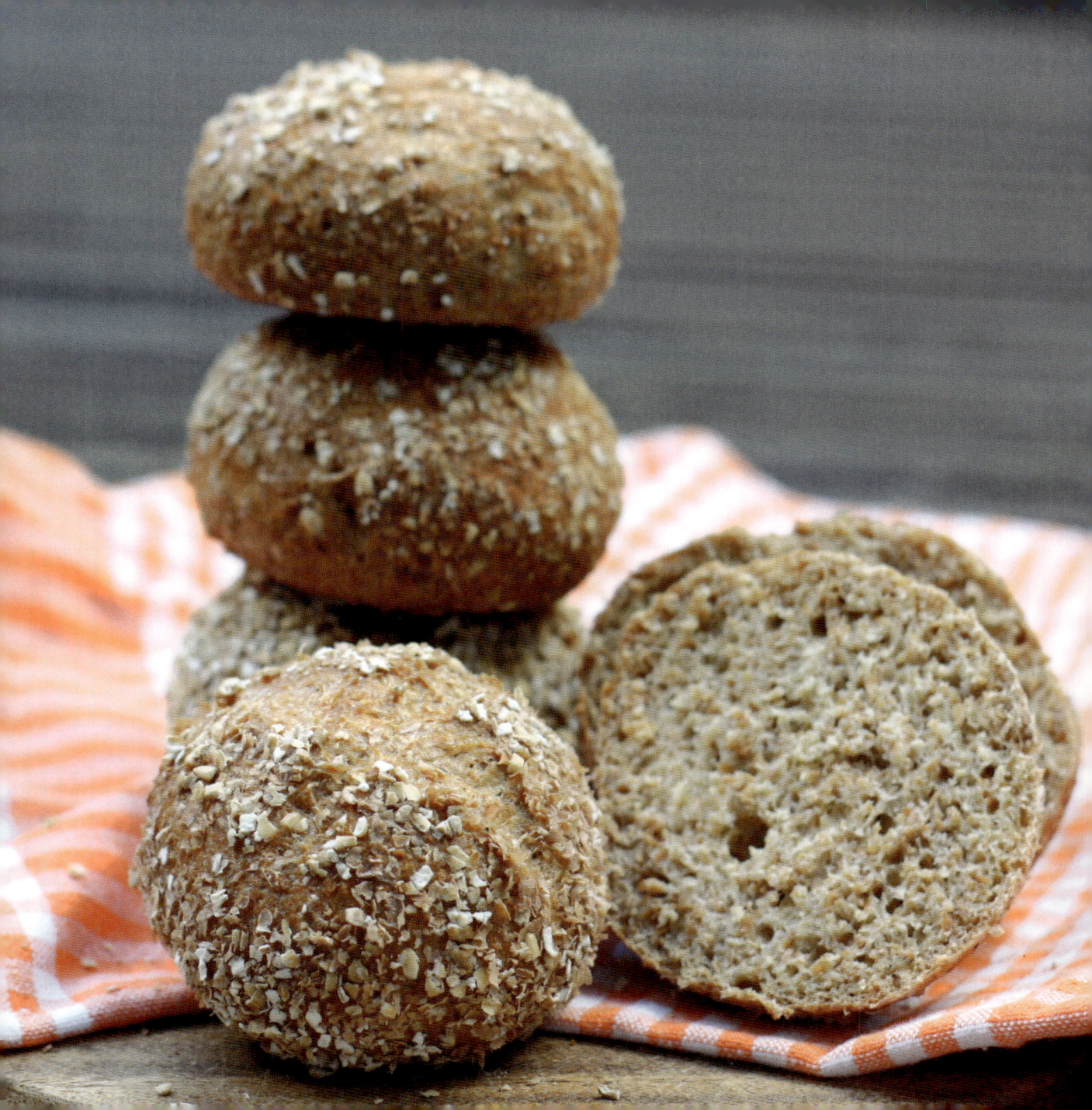

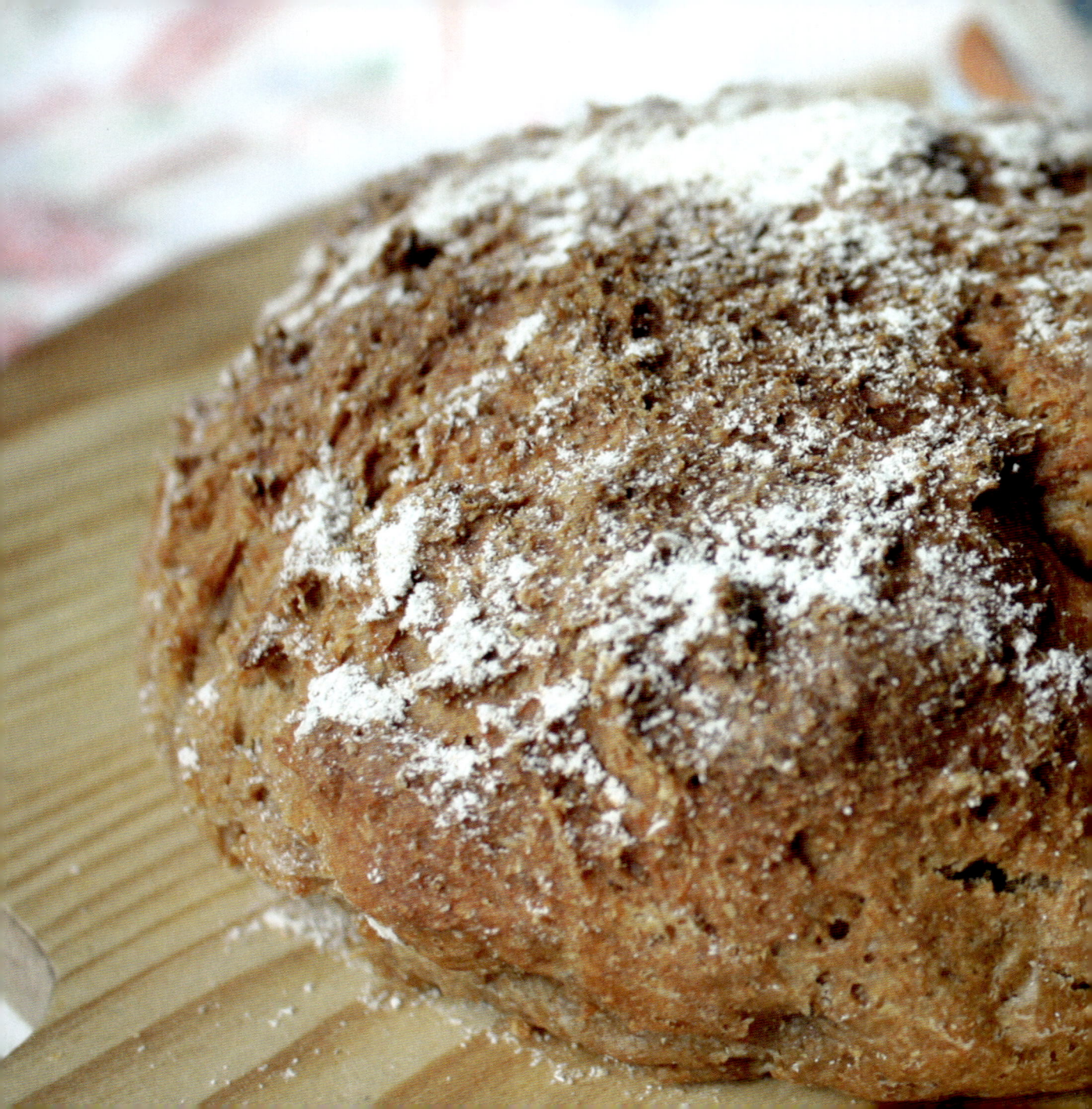

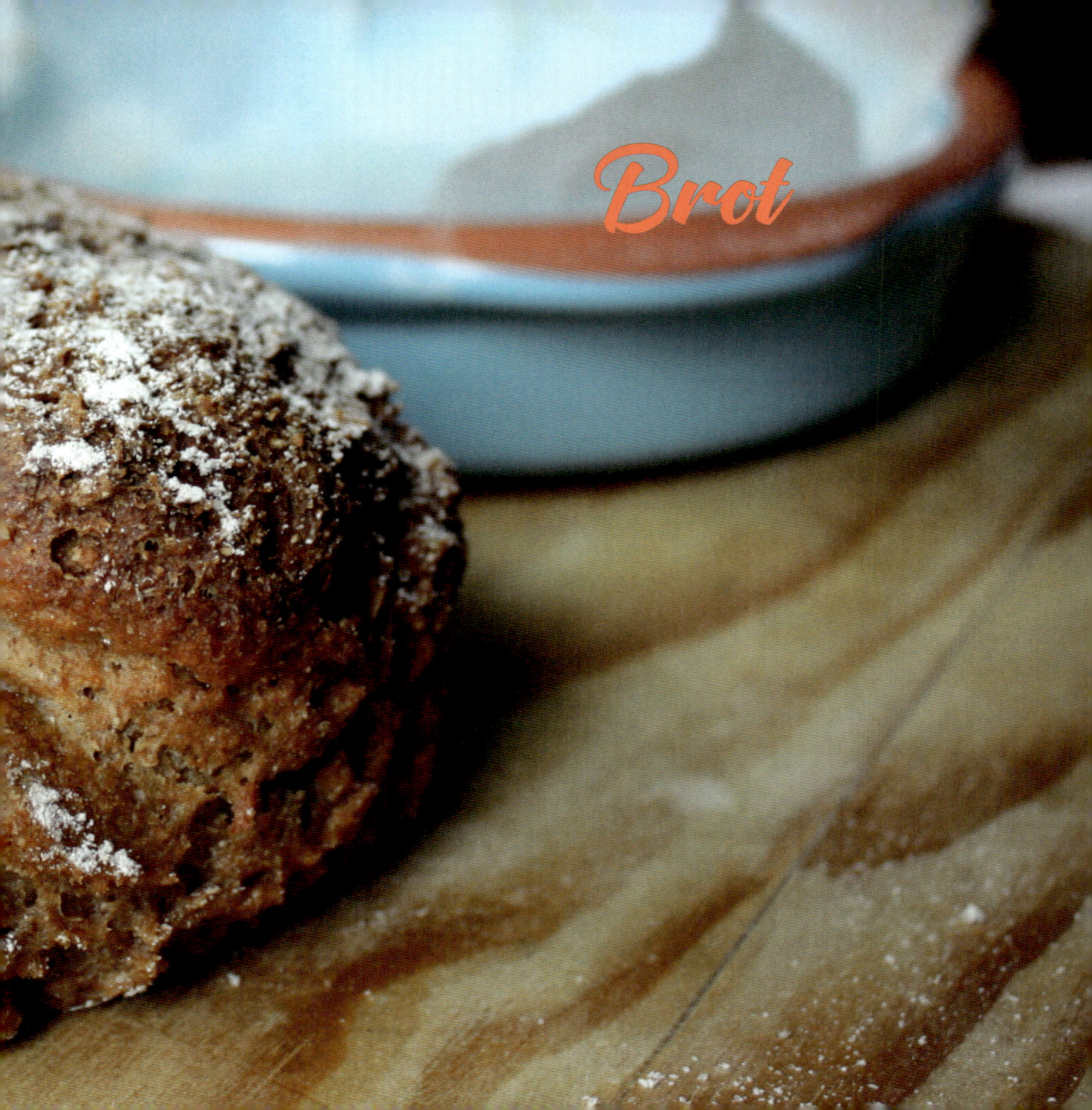

Brot

Baguette

Auf 175° O/U-Hitze	den Ofen vorheizen.
200 g Magerquark *150 g Dinkelmehl* *2 TL Backpulver* *1 TL Salz*	in eine Schüssel geben und gut vermengen, bis eine geschmeidige Teigmasse entsteht.
1 EL Mehl	Das Backblech mit Backpapier auslegen und etwa darauf verteilen.
	Wenn der Teig noch sehr klebt, forme ihn mit nassen Händen zu einem langen Baguette und drehe ihn leicht. Rolle das Baguette etwas auf dem Backpapier, damit das Mehl daran haftet.
Etwa 40 Minuten	backen.

Nährwerte für eine Portion (1/4):   Kcal: 166 Fett: 1g   Kohlenhydrate: 29g   Ballaststoffe: 2g   Eiweiß: 11g

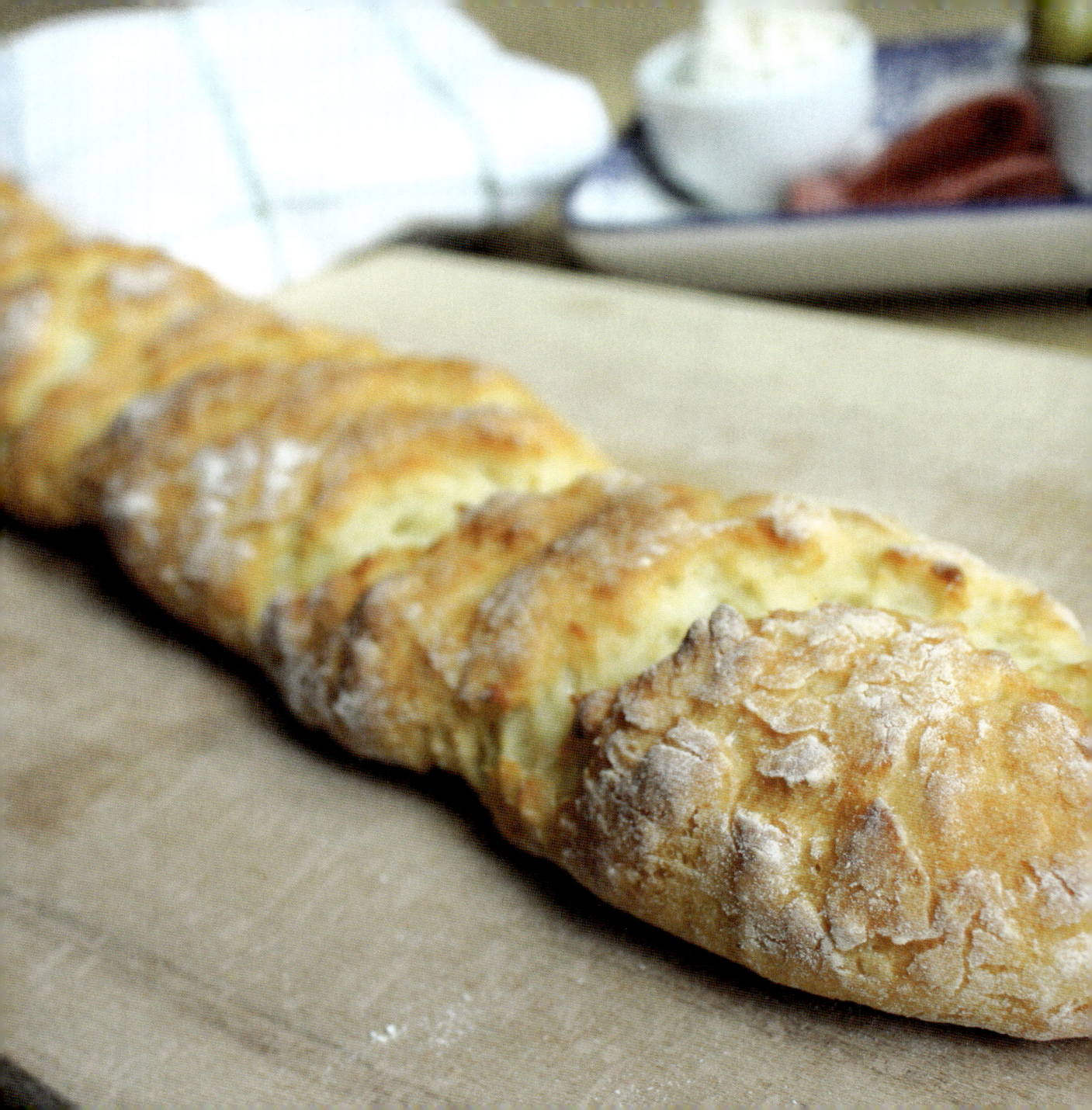

Apfel-Walnuss-Brot

Auf 175° O/U-Hitze | den Ofen vorheizen.

120 g Dinkelvollkornmehl
40 g Haferkleie
30 g Weizenkleie
10 g geschrotete Leinsamen
100 ml Wasser
2 TL Backpulver
1 TL Salz
100 g geraspelten Apfel
25 g grob gehackte Walnüsse | in einer Schüssel am besten mit einem Rührspachtel vermengen, da der Teig sehr klebrig ist.

20er Kastenform | mit etwas Öl einfetten.

Teig einfüllen

Etwa 70 Minuten | backen.

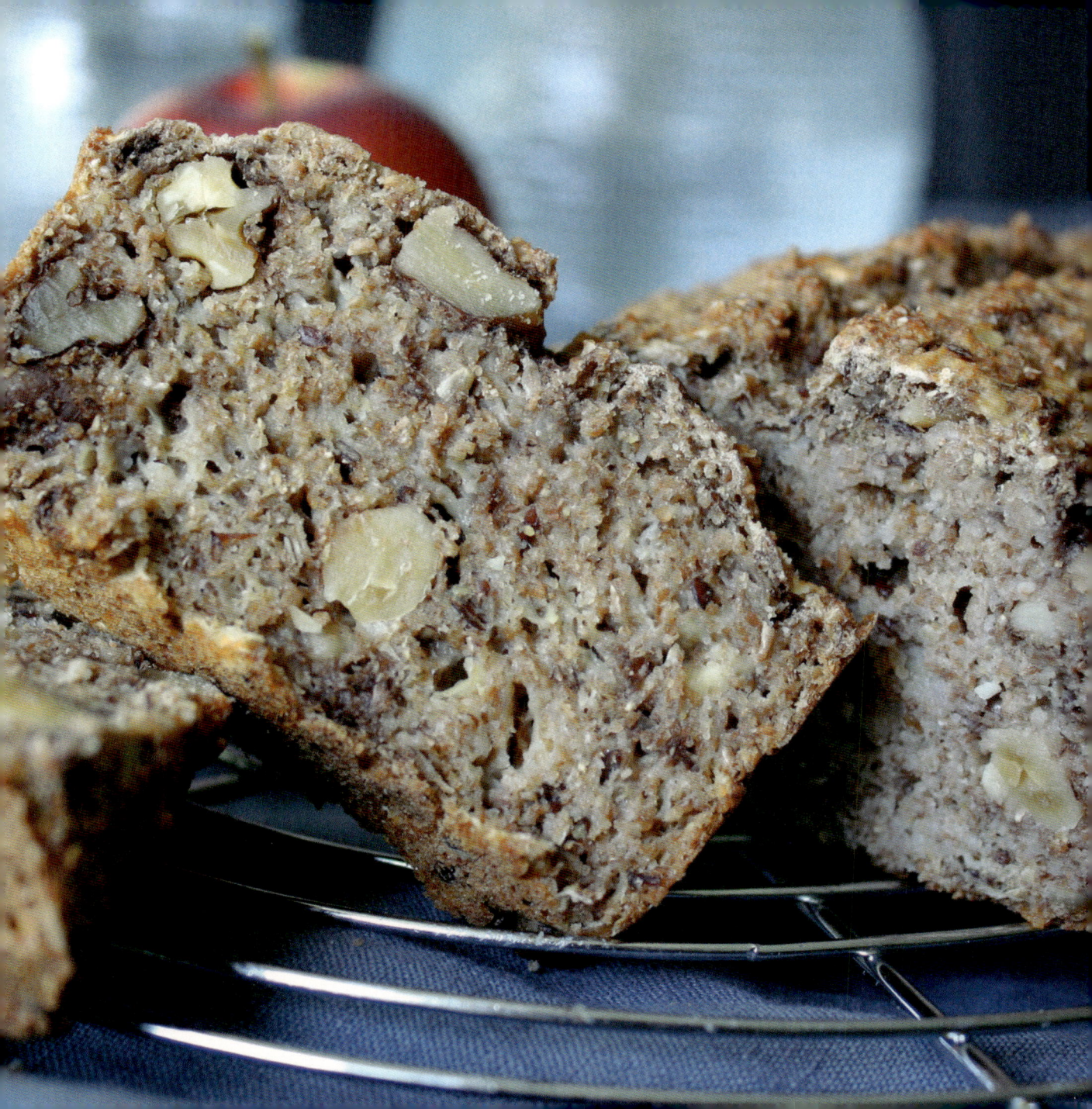

Kraftbrot

Auf 180° O/U-Hitze	den Ofen vorheizen.
300 g Magerquark *1 Ei*	in einer Schüssel mit einem Schneebesen cremig rühren.
45 g Dinkelvollkornmehl *100 g Haferkleie* *40 g Weizenkleie* *20 g geschrotete Leinsamen* *2 TL Backpulver* *1 TL Salz* *Nach Belieben etwas Brotgewürz*	dazugeben und mit der Hand gut verrühren.
Eine 20er Kastenform	leicht einfetten.
20 g Flohsamenschalen *70 ml lauwarmes Wasser*	zum Teig geben und gut untermischen.
10 Minuten	Den Teig sofort in die Kastenform geben. in der Form aufquellen lassen.
Etwa 60 Minuten	backen.
	Auf einem Rost vollständig auskühlen lassen.

Nährwerte für eine Scheibe (1/16): Kcal: 61   Fett: 1g   Kohlenhydrate: 6g   Ballaststoffe: 3g   Eiweiß: 4g

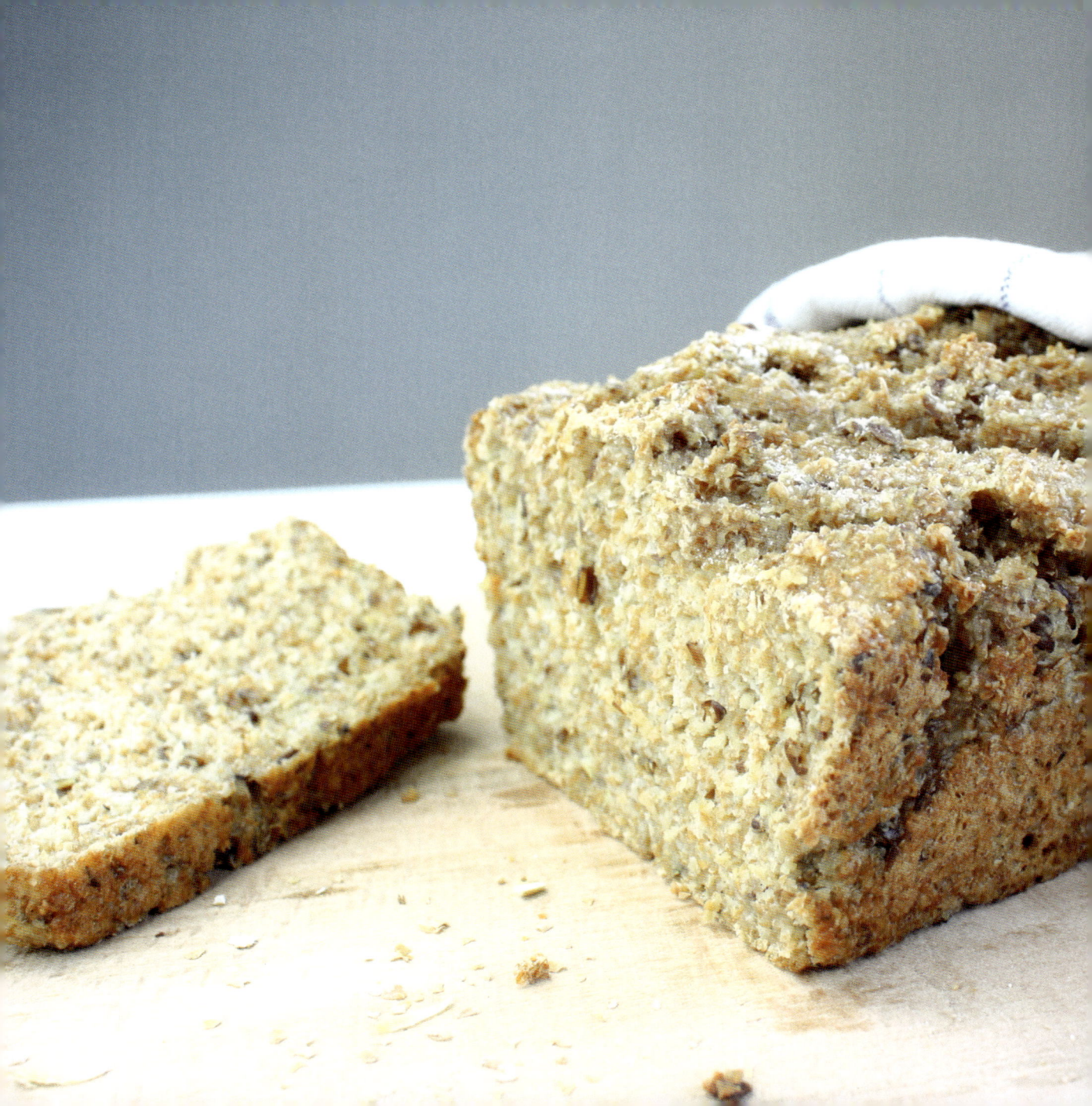

Dinkel-Roggen-Brot

Auf 175° O/U-Hitze   den Ofen vorheizen.

300 g Magerquark
145 g Dinkelvollkornmehl
100 g Roggenvollkornmehl
1 TL Salz
2 TL Backpulver   in eine Schüssel geben und gut kneten.

Entweder auf einem mit Backpapier ausgelegten
Backblech zu einem Laib formen oder einen
Tontopf/eine Auflaufform mit etwa 18 cm Durchmesser
mit Backpapier auslegen und den Teig hineingeben.
Mit etwas Mehl bestreuen.

Etwa 75 Minuten   backen.

Nährwerte für eine Scheibe (1/16): Kcal: 65   Fett: 0g   Kohlenhydrate: 10g   Ballaststoffe: 2g   Eiweiß: 4g

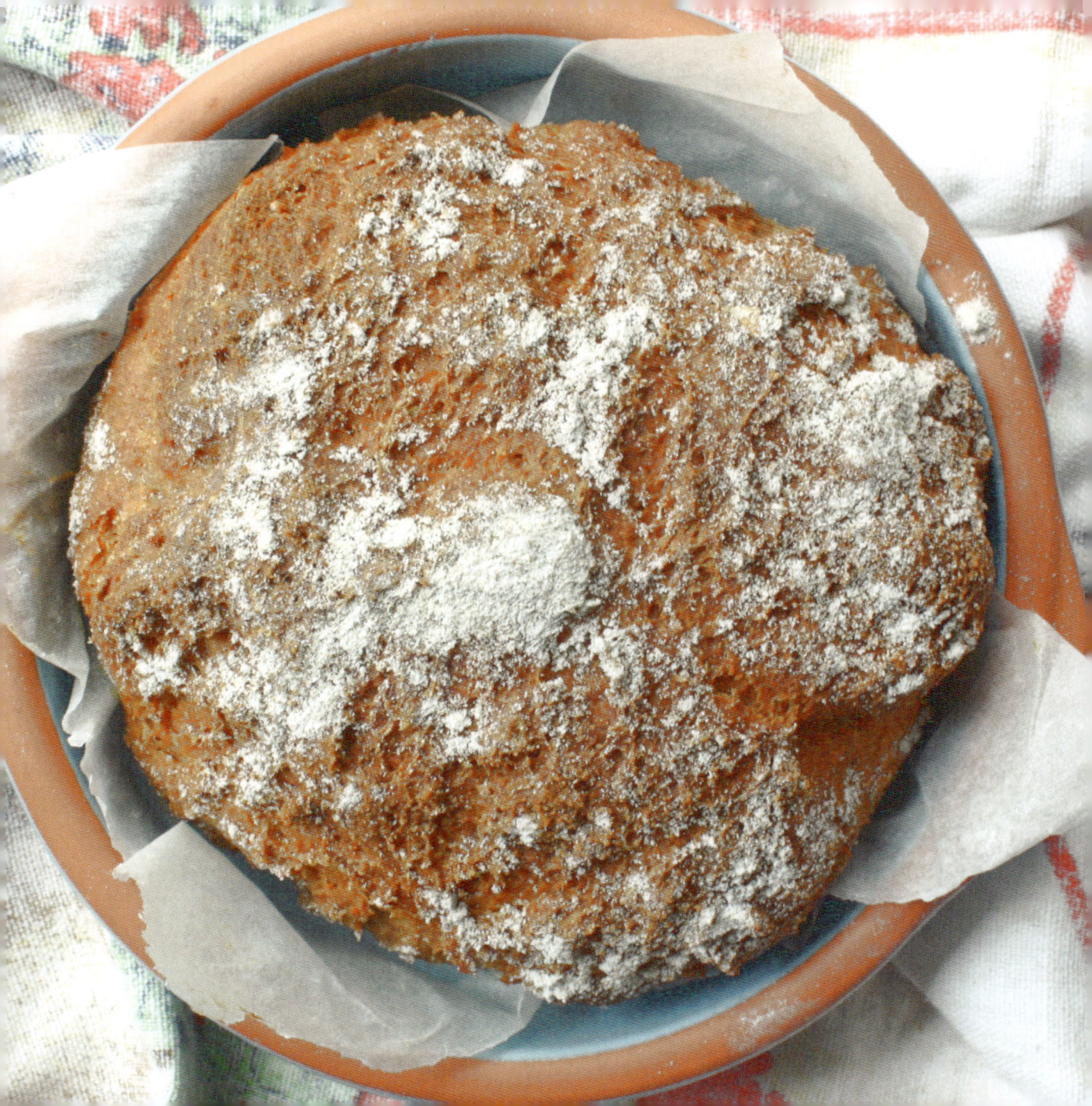

Grillbrot

Auf 175° O/U-Hitze	den Ofen vorheizen.
1 Ei	
120 g Joghurt 0,3%	
50 ml Wasser	
90 g Haferkleie	
10 g Weizenkleie	
20 g zarte Haferflocken	
Salz	in eine Schüssel geben und gut verrühren.
Ca. 20 Minuten	aufquellen lassen.
20 g getrocknete Tomaten ohne Öl	
Blätter vom ½ Bund Basilikum	
1 TL Salz	
1 TL Paprikapulver	
½ TL Knoblauchpulver	
½ TL Thymian	
2 TL Backpulver	dazugeben und gut vermischen.

Den Teig auf ein mit Backpapier ausgelegtes Backblech kippen und mit nassen Händen einen Laib formen.

Etwa 60 Minuten	backen.

Auf einem Rost auskühlen lassen.

Nährwerte für eine Scheibe (1/16): Kcal: 36   Fett: 1g   Kohlenhydrate: 5g   Ballaststoffe: 1g   Eiweiß: 2g

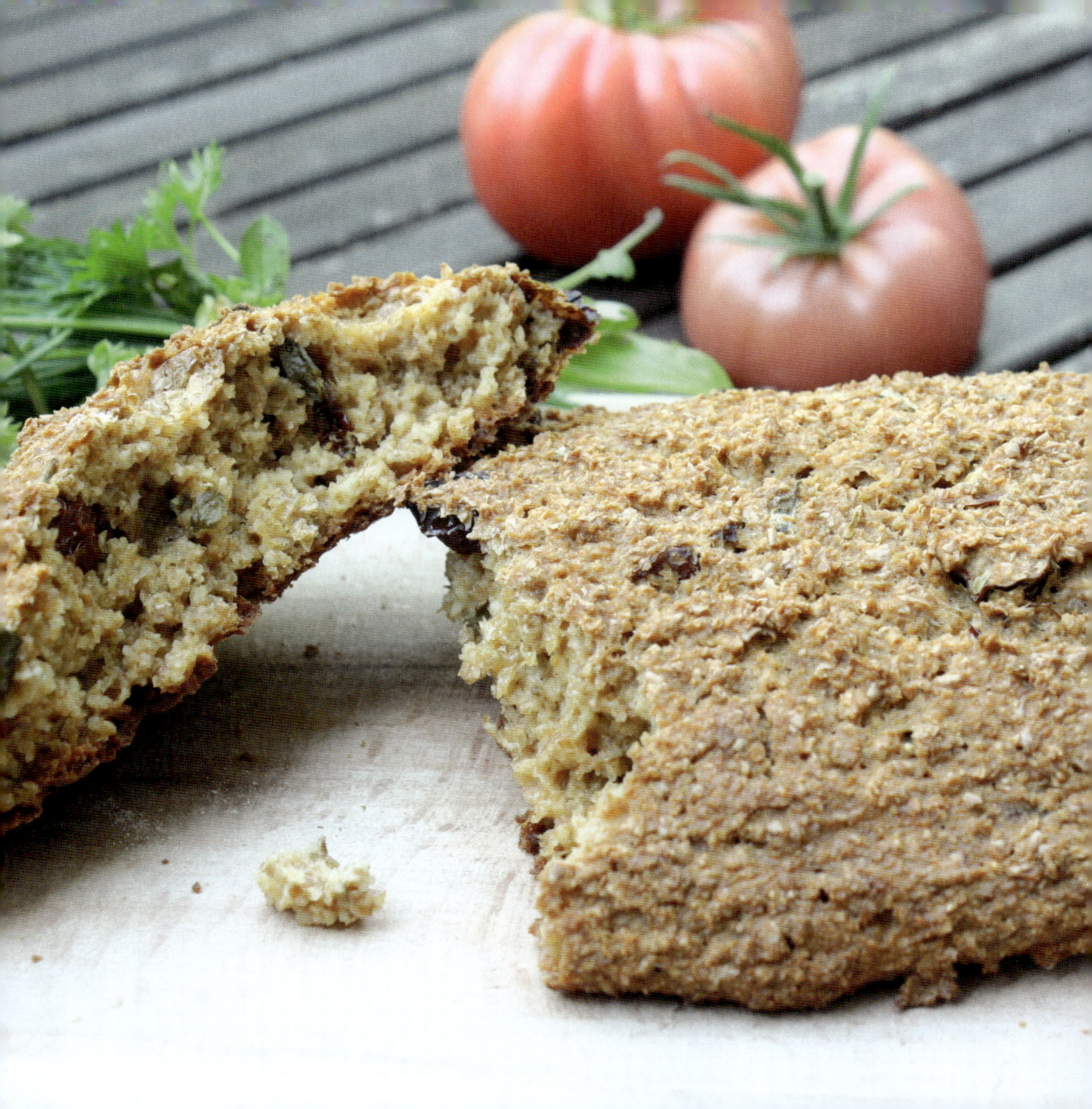

Bananenbrot

Auf 175° O/U-Hitze	den Ofen vorheizen.
3 sehr reife Bananen	mit einer Gabel zermatschen.
2 Eier	
100 ml Milch 0,3%	
20 g Haferflocken	
80 g Haferkleie	
20 g Weizengrieß	
Nach Belieben Vanille oder Zimt	dazugeben und mit einem Mixer gut verrühren.
20 Minuten	aufquellen lassen.
2 TL Backpulver	unterheben und gut verrühren.
Eine Standard-Kastenform	mit Backpapier auslegen und den Teig dazugeben.
15 Minuten	vorbacken.
	Den Kuchen halb herausnehmen (Ofentür auf, Schiene etwas vorziehen) und mit einem Messer einmal längs schneiden, damit der Kuchen besser aufgeht.
Weitere 35–40 Minuten	backen. Den fertigen Kuchen 5 Minuten in der Form und danach auf einem Kuchenrost vollständig auskühlen lassen.

Nährwerte für ein Stück (1/12):   Kcal: 80   Fett: 2g   Kohlenhydrate: 12g   Ballaststoffe: 1g   Eiweiß: 3g

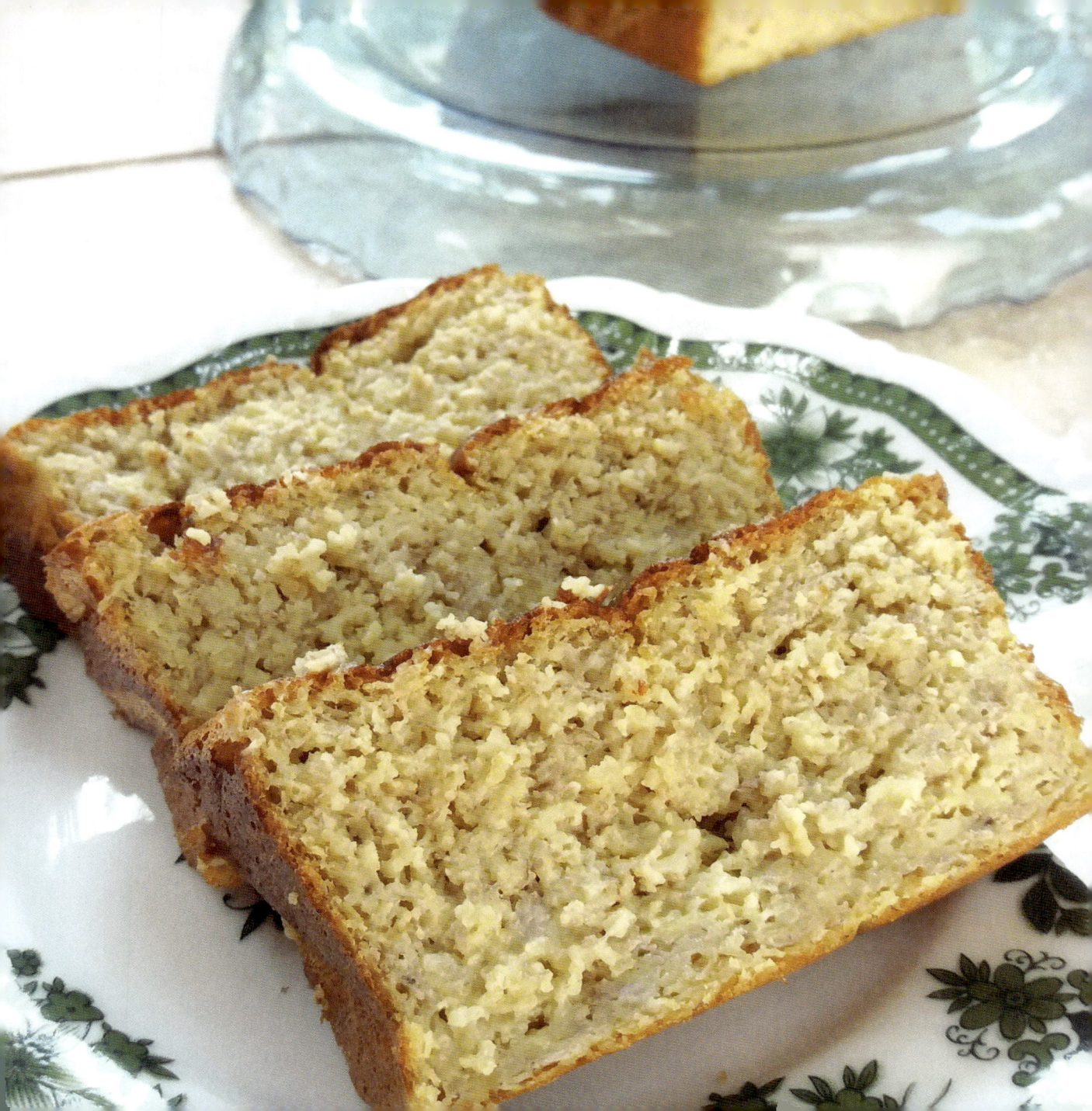

Pfannenfladen

120 ml Wasser
60 g Weizenmehl
Salz
1 TL Olivenöl
½ TL Backpulver

in einem hohen Gefäß mit dem Schneebesen gut verrühren.

Eine beschichtete Pfanne

auf dem Herd auf ¾ der maximalen Hitze erwärmen (Stufe 2,5 bei max. 3 / Stufe 4,5 bei max. 6 etc.).

Eine Kelle voll Teig in die Pfanne geben und schwenkend den flüssigen Teig verteilen.
Das erste Mal wenden, sobald sich der Rand des Pfannenfladens von der Pfanne gelöst hat.
Anschließend mehrmals wenden.

Tipp:
Wenn Du die Fladen etwas knuspriger haben möchtest, solltest Du sie bei ⅔ der maximalen Hitze langsam backen.

Nährwerte für einen Fladen (1/3): Kcal: 83   Fett: 2g   Kohlenhydrate: 14g   Ballaststoffe: 1g   Eiweiß: 2g

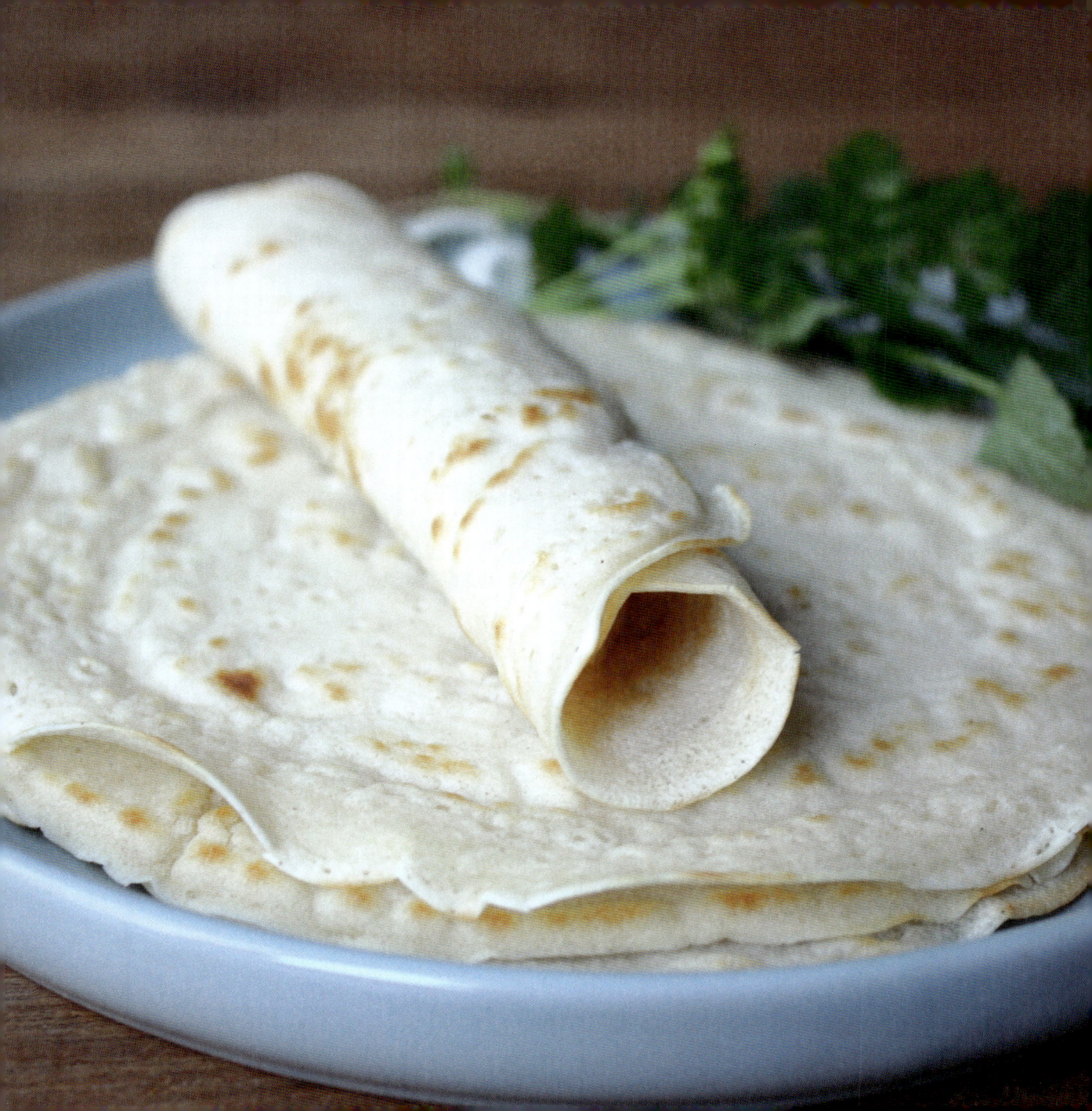

Pitabrot

Auf 175° O/U-Hitze

den Ofen vorheizen.

220 g Joghurt 0,3%
120 g Dinkel- oder Weizenmehl
½ TL Salz
2 TL Backpulver

in eine Schüssel geben. Mit der Hand oder Rührspachtel gut verrühren.

Auf ein mit Backpapier ausgelegtes Backblech vier gleichgroße Häufchen machen.

Mit nassen Händen die Pitabrote etwa 0,5-1 cm hoch formen.

Etwa 40 Minuten

backen.

Tipps:
Zum Befüllen der Brote eine längliche Seite abschneiden und mit dem Messer vorsichtig, ohne die Ränder zu beschädigen, trennen.

Da die Joghurtmenge erheblich höher ist als die des Mehls, klebt es im Inneren des Brotes etwas. Das tut dem Geschmack aber keinen Abbruch.

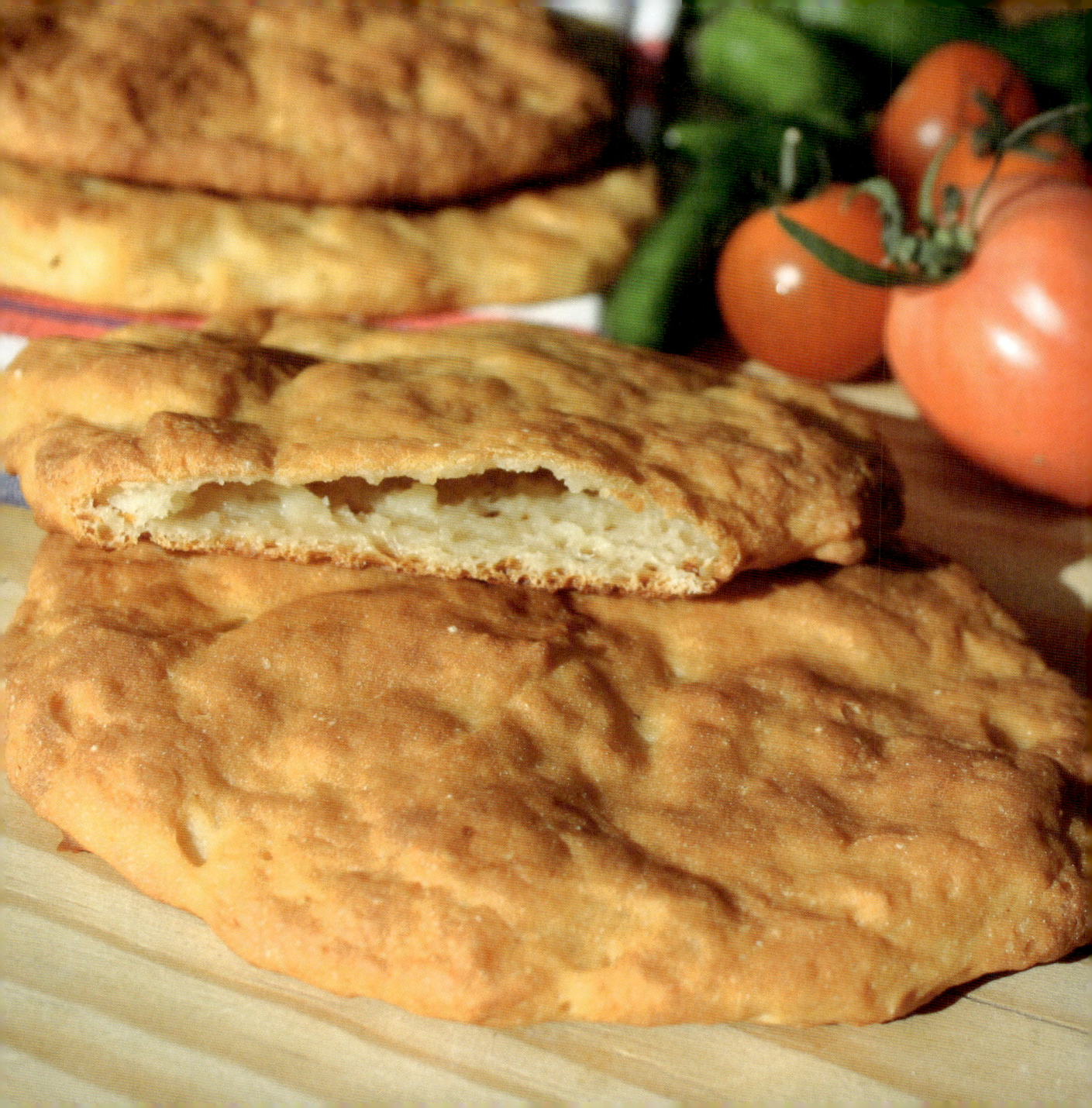

Eiweißbrot

Auf 180° O/U-Hitze	den Ofen vorheizen.
300 g Magerquark *4 Eier*	in einer Schüssel mit einem Schneebesen cremig rühren.
100 g Chiasamen *30 g geschrotete Leinsamen* *70 g gemahlene Mandeln* *2 TL Backpulver* *1 TL Salz*	dazugeben und gut verrühren.
Eine 25er Kastenform	einfetten und den Teig in die Form geben.
Etwa 60 Minuten	backen.
Nach etwa 10 Minuten	Abkühlzeit von der Form lösen und auf einem Rost vollständig auskühlen lassen.

Nährwerte für eine Scheibe (1/20): Kcal: 79   Fett: 5g   Kohlenhydrate: 1g   Ballaststoffe: 3g   Eiweiß: 5g

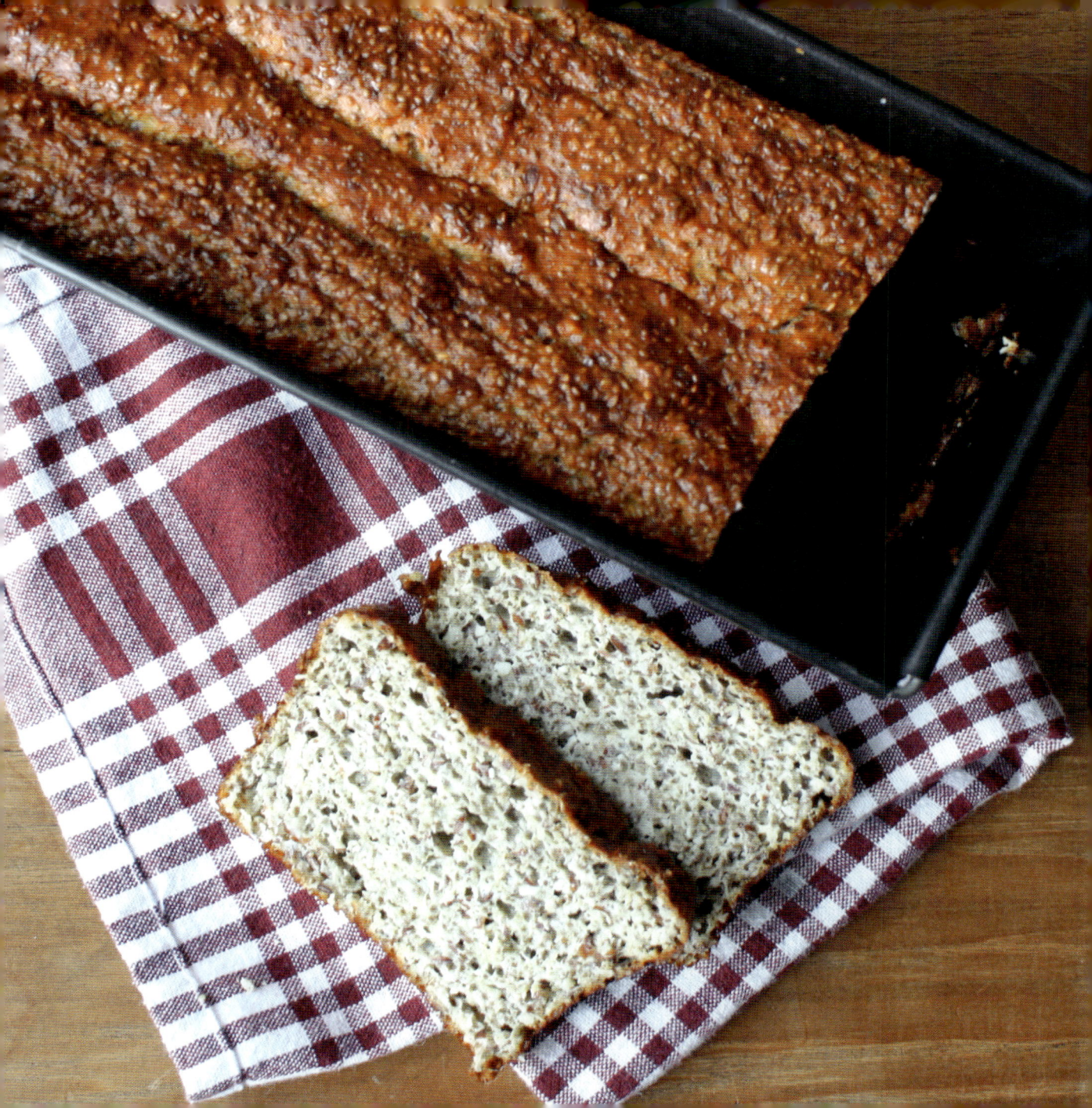

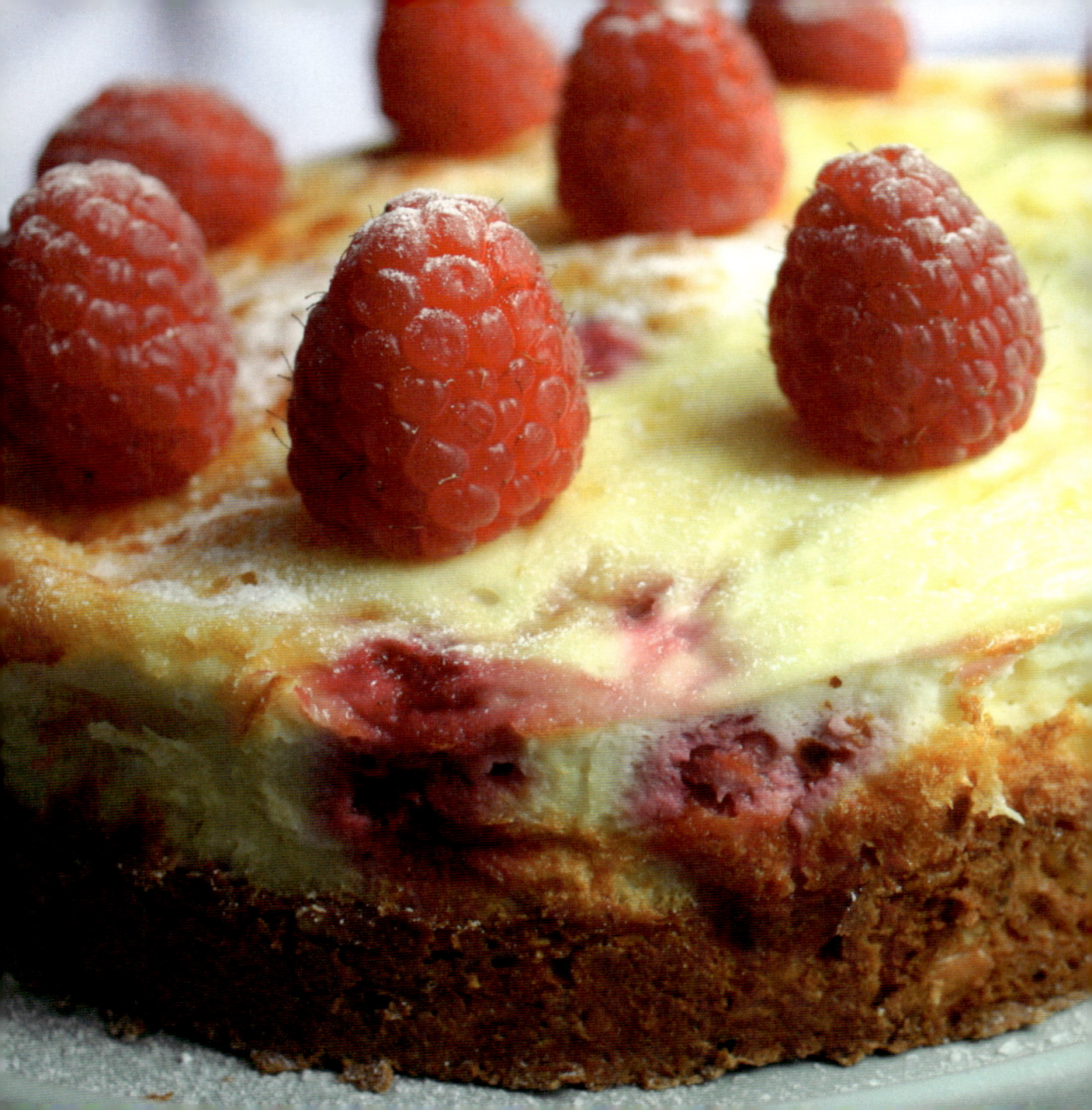

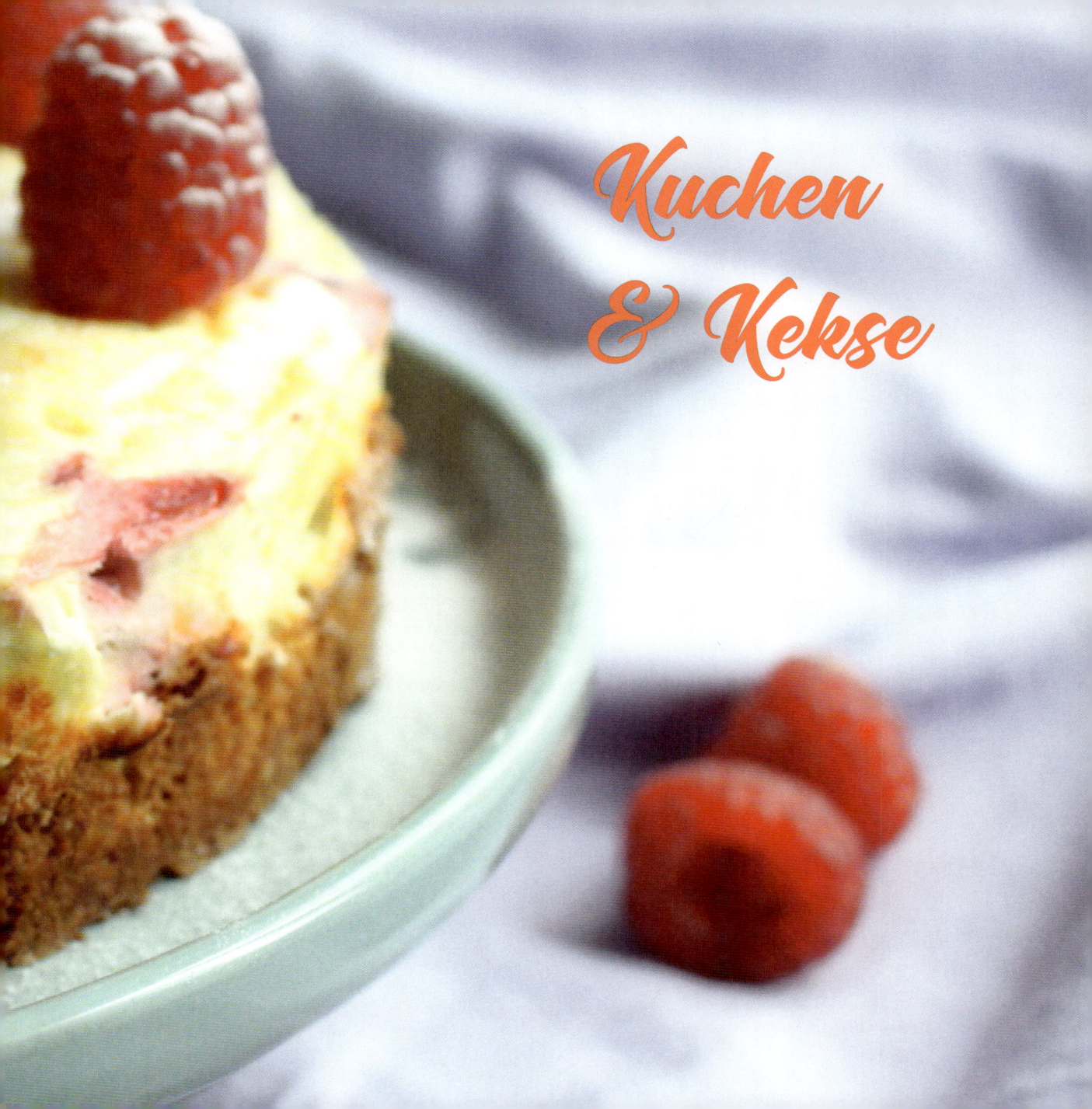

Kuchen
& Kekse

Apfelkuchen

Auf 170° O/U-Hitze	den Ofen vorheizen.
60 g Haferkleie *35 g Dinkelmehl* *35 g Weichweizengrieß* *100 ml Milch 0,3%* *2 Eier* *Vanille (Aroma o. Mühle)* *2 TL Backpulver* *Süße nach Belieben*	in eine Schüssel geben. Mit dem Mixer einige Minuten rühren.
18er Springform	mit Backpapier auslegen und den Rand leicht einfetten. Den Teig in die Form geben.
2 Äpfel	waschen, entkernen und in Spalten schneiden. Auf dem Teig verteilen.
Etwa 40 Minuten	backen.

Tipp: Dazu schmeckt Skyr angerührt mit Süße und Vanille sehr gut!

Für eine 26er Springform: 3 Eier, 80 g Haferkleie, 50 g Grieß, 50 g Dinkelvollkornmehl, 125 ml Milch 0,3%, 2 TL Backpulver, 130 g Streusüße, Vanille. Gleiche Backzeit.

Nährwerte für ein Stück (1/8): Kcal: 99 Fett: 2g Kohlenhydrate: 14g Ballaststoffe: 2g Eiweiß: 4g

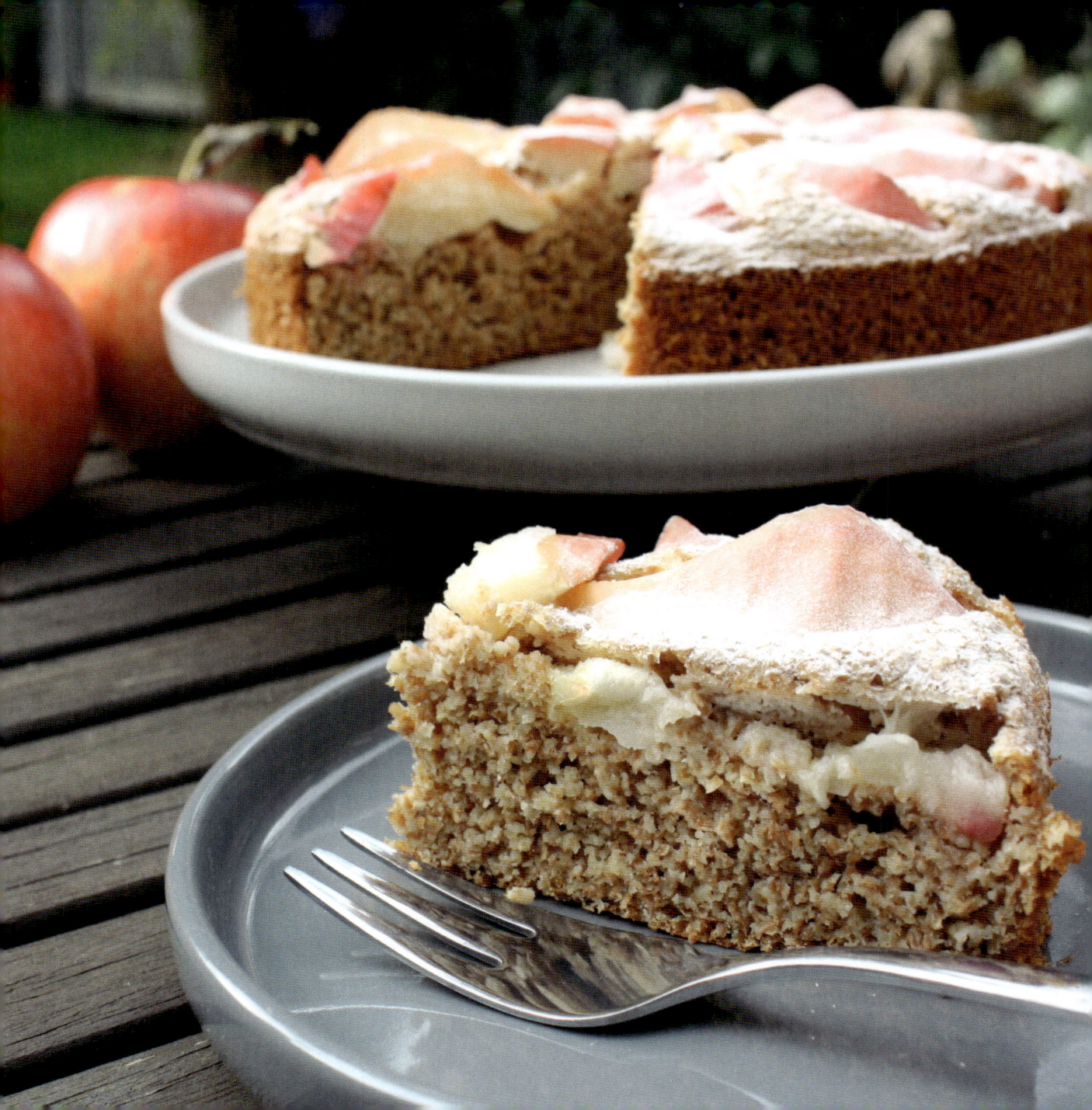

Apple-Berry-Cake

Auf 175° O/U-Hitze	den Ofen vorheizen.
125 g Magerquark *1 Ei*	cremig rühren.
30 g Haferkleie *25 g Dinkelvollkornmehl* *Süße nach Belieben* *Vanille (Aroma, Mühle)* *1 TL Backpulver*	dazugeben. Alles in einer Schüssel gut verrühren.
1 Apfel *50 g Heidelbeeren*	schälen und klein würfeln. Die Hälfte davon und in den Teig geben.
Eine 18er Springform	mit Backpapier auslegen und den Rand einfetten. Den Teig in die Form füllen.
½ Apfel *50 g Heidelbeeren*	als Topping nehmen.
35 Minuten	backen.

Nach Belieben etwas Puderzucker darüber geben.

Tipp:
Wer keine Haferkleie mag, nimmt insgesamt 75 g Dinkelvollkornmehl.

Nährwerte für ein Stück (1/8):   Kcal: 60   Fett: 1g   Kohlenhydrate: 7g   Ballaststoffe: 2g   Eiweiß: 4g

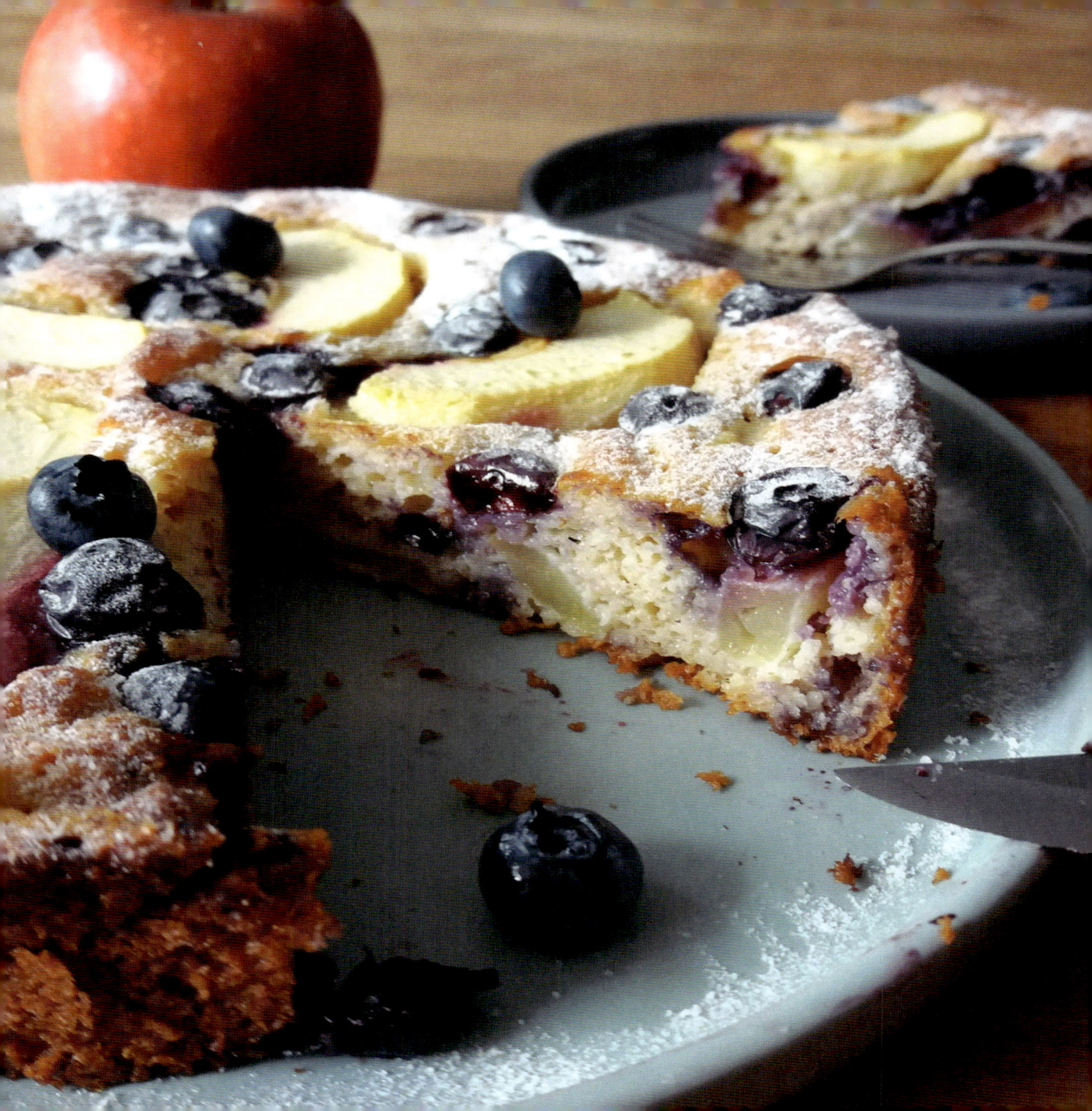

Zebrakuchen

Auf 170° O/U-Hitze	den Ofen vorheizen.
1 sehr reife Banane	in einer Schüssel mit einer Gabel zermatschen.
4 Eier *800 g Magerquark* *1 TL Vanille aus der Mühle* *1 TL Backpulver* *30 g Weizengrieß* *Süße nach Belieben*	zu der Banane dazugeben und mit einem Mixer einige Minuten rühren, bis eine geschmeidige Masse entstanden ist.
2 EL Backkakao	Die Crememasse halbieren und in die eine Hälfte noch untermischen.
Eine 26er Form	mit Backpapier auslegen und abwechselnd mit einem Esslöffel den Teig in die Mitte der Form geben, quasi schichten. Die Masse verteilt sich in die Breite und es entsteht das Zebramuster.
Etwa 50 Minuten	backen.

Tipp:
Je öfter man mit kleineren Mengen schichtet, desto feiner wird das Muster.

Nährwerte für ein Stück (1/12):   Kcal: 103 Fett: 3g   Kohlenhydrate: 7g   Ballaststoffe: 1g   Eiweiß: 11g

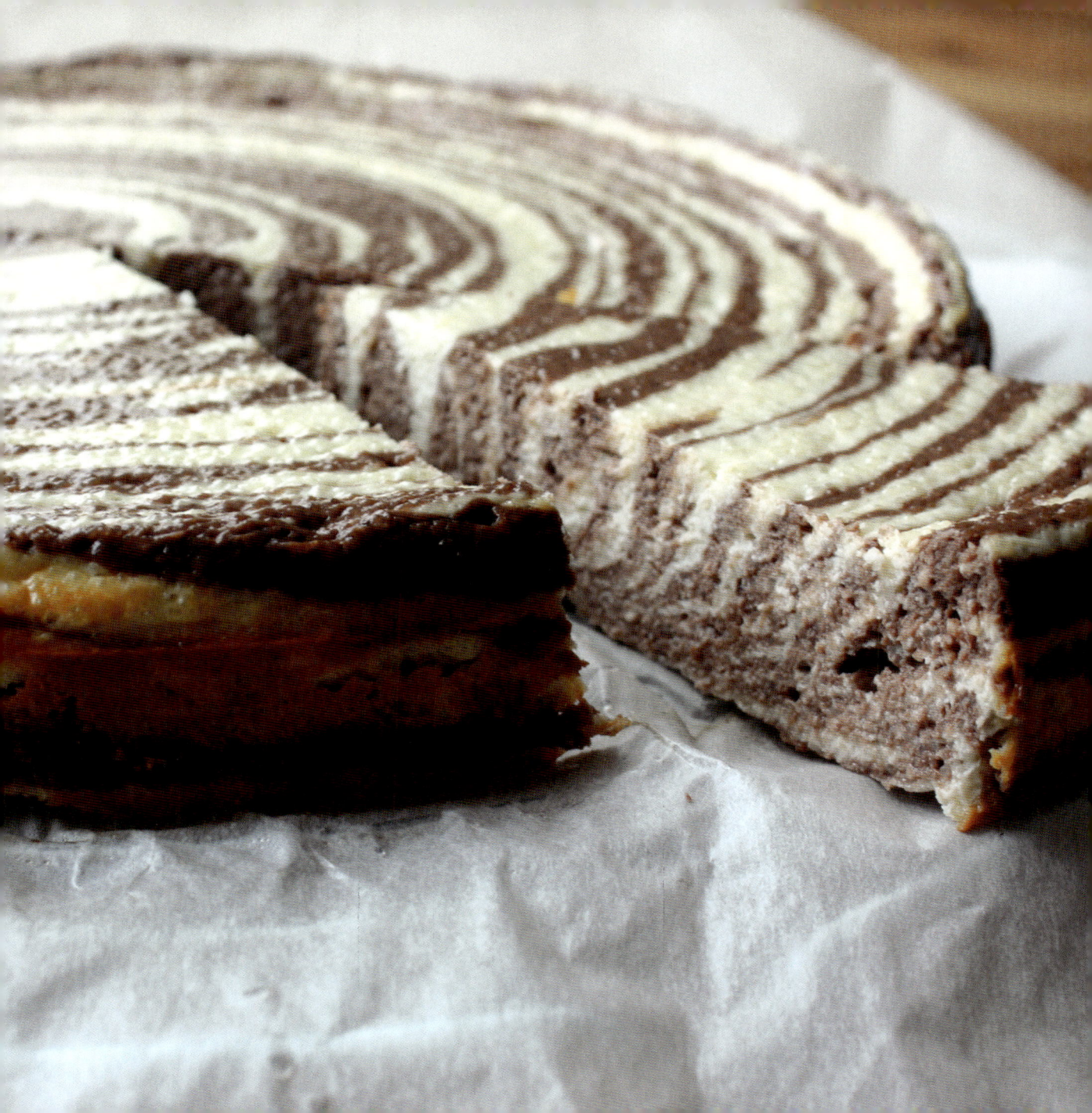

Schokotarte

Auf 175° O/U–Hitze	den Ofen vorheizen.
2 Eier *200 g ungesüßtes Apfelmus*	in einer Schüssel cremig rühren.
60 g Dinkelmehl *20 g Backkakao* *1 TL Backpulver* *Süße nach Belieben* *Evtl. Vanille*	in die Schüssel dazugeben und mit dem Mixer gut verrühren.
Eine 18er Springform	mit Backpapier auslegen und die Ränder einfetten. Den Teig in die Form füllen.
Etwa 35 Minuten	backen.

Nährwerte für ein Stück (1/8):   Kcal: 70   Fett: 2g   Kohlenhydrate: 8g   Ballaststoffe: 1g   Eiweiß: 4g

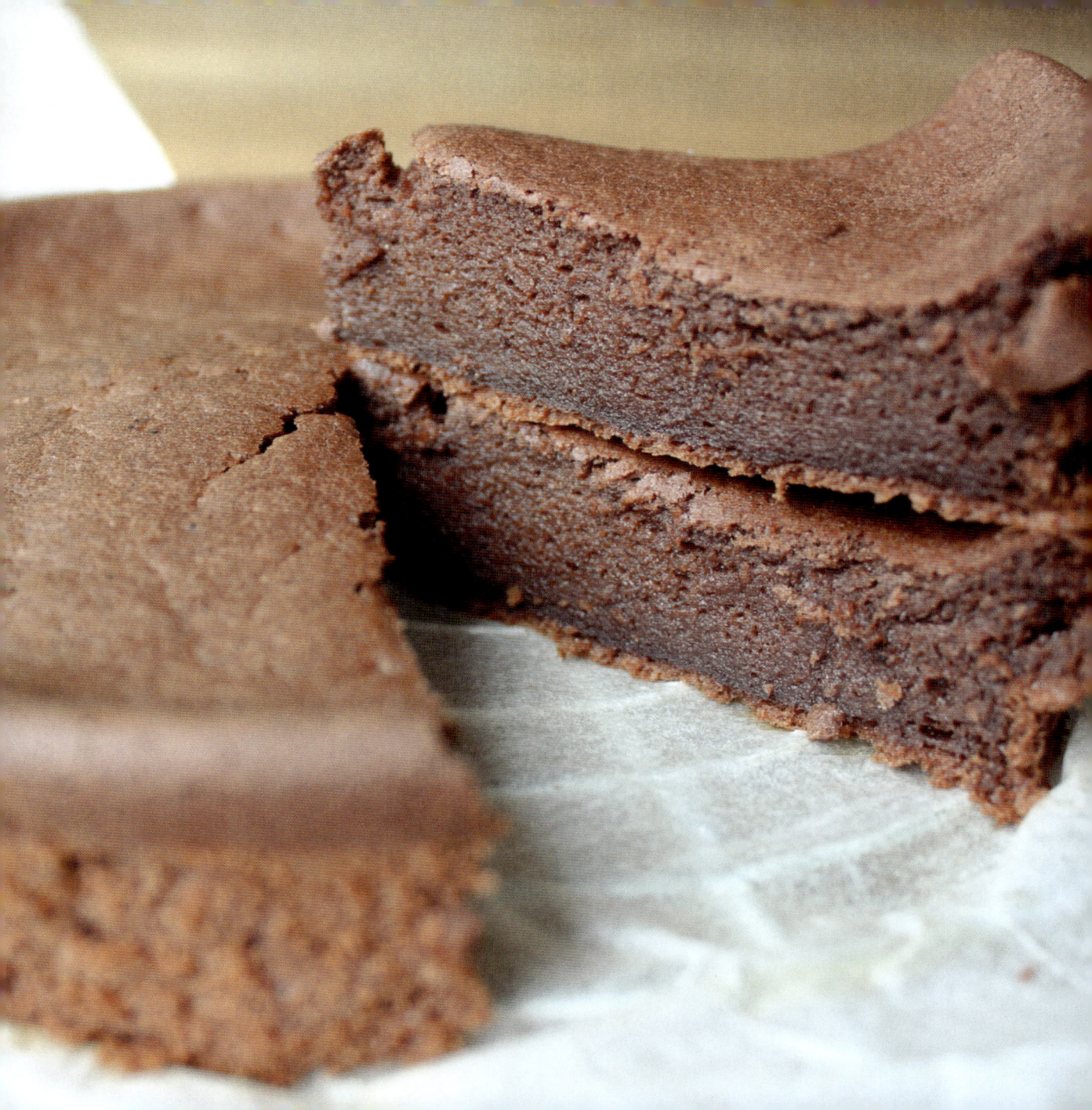

Blaubeertorte

Den Boden	nach Rezept von S. 54 ohne Apfel backen.
	Einmal, wenn es geht zweimal, längs durchschneiden.
700 g Skyr	
200 g Blaubeeren	
Abrieb einer Zitrone	
3 Spritzer Süßstoff	in eine Schüssel geben und mit dem Mixer auf höchster
	Stufe etwa 3 Minuten gut verrühren.
70 ml Wasser	erwärmen und
3 EL Agar Agar	dazugeben und unter ständigem Rühren etwa
2 Minuten	köcheln lassen.
	Die Crememasse nach und nach in das Agar Agar
	einrühren.
100 ml ungesüßte Mandelmilch	bereit halten.
	Den 1. Boden platzieren.
	Den Tortenring fixieren.
50 ml Mandelmilch	darüber verteilen.
⅔ der Crememasse	darüber geben.
	Den 2. Boden platzieren.
Weitere 50 ml Mandelmilch	darüber verteilen.
Restliche Crememasse	darüber geben.
Mit Heidelbeeren	dekorieren.
Mindestens 1 Stunde	kühlen.

Nährwerte für ein Stück (1/8):   Kcal: 151 Fett: 3g   Kohlenhydrate: 17g   Ballaststoffe: 2g   Eiweiß: 14g

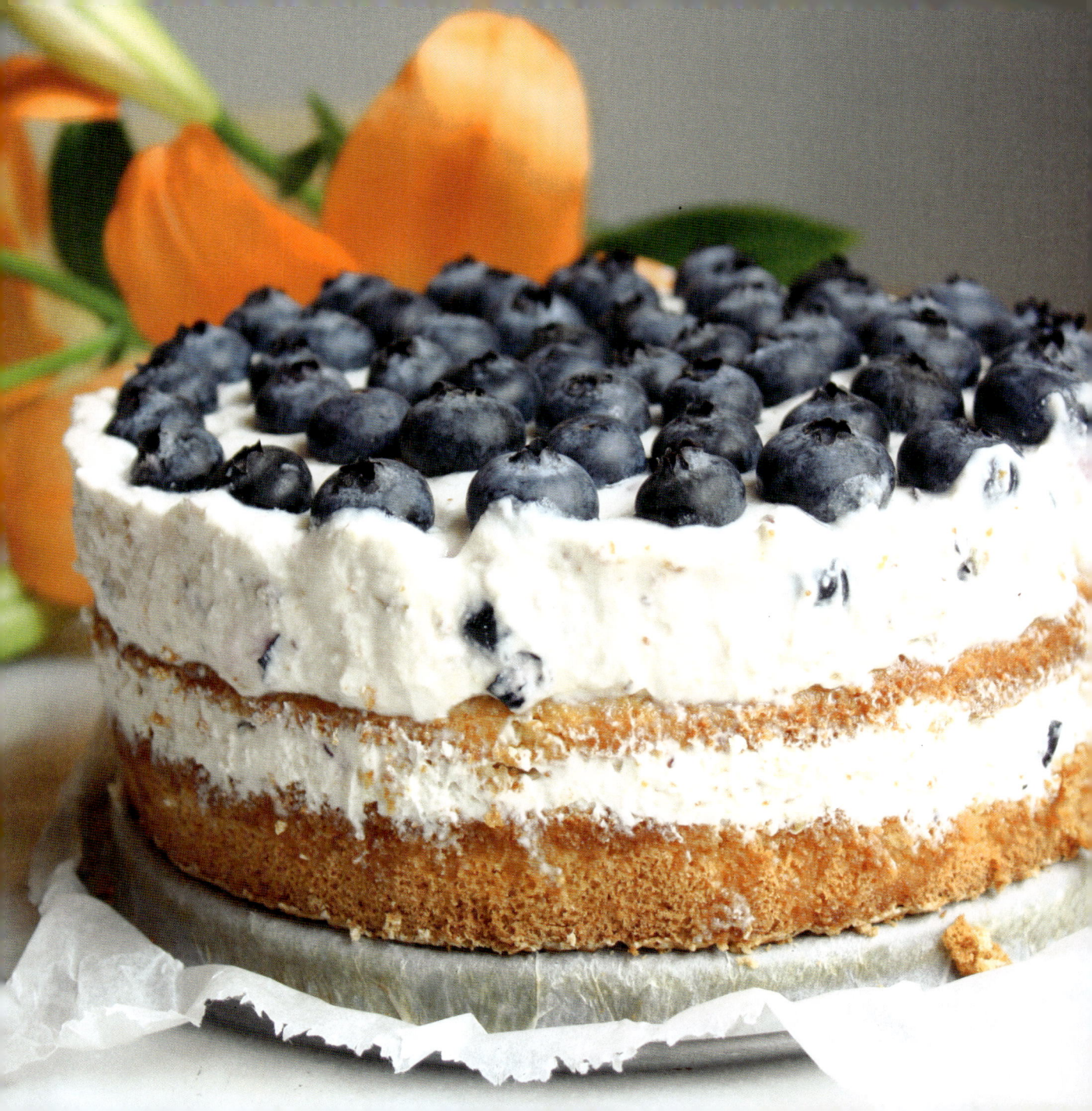

Marmorkuchen

Auf 175° O/U-Hitze	den Ofen vorheizen.
300 g Magerquark	
2 Eier	cremig rühren.
1 Pkg. Vanillepuddingpulver	
85 g Haferkleie	
40 g Dinkelmehl	
100 ml ungesüßte Mandelmilch	
Streusüße	gerne etwas mehr süßen.
2 TL Backpulver	dazugeben und alles mit dem Mixer gut verrühren.

Die Teigmasse auf 2 Schüsseln verteilen. In eine Hälfte

1 EL Backkakao	unterrühren.
Eine Standard-Kastenform	gut einfetten. Die Teighälften in die Kastenform geben und ganz leicht mischen.
Etwa 15 Minuten	vorbacken.

Den etwas fest gewordenen Teig einmal längs mit dem Messer in der Mitte einschneiden, damit der Kuchen kontrollierter, also in der Mitte, schön hochgehen kann.

Weitere 35 Minuten	backen.

Unbedingt den Zahnstochertest machen.

WICHTIG:
Den Kuchen nach etwa 5 Minuten aus der Form nehmen und auf einem Rost vollständig abkühlen lassen! Sonst entsteht ein matschiger Boden.

Nährwerte für ein Stück (1/12):   Kcal: 84   Fett: 2g   Kohlenhydrate: 10g   Ballaststoffe: 1g   Eiweiß: 6g

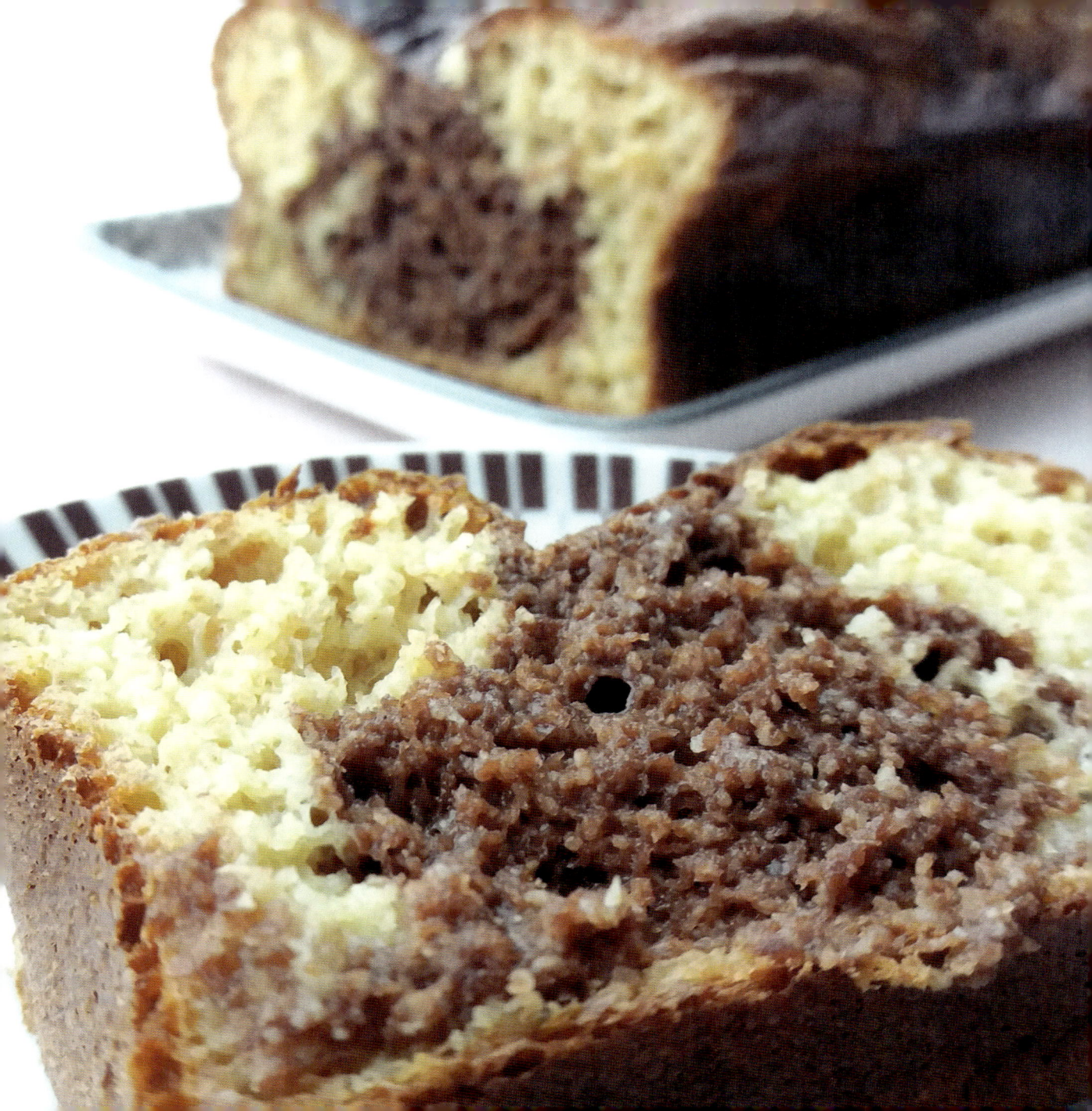

Apfel-Möhren-Kuchen

Auf 175° O/U-Hitze	den Ofen vorheizen.
3 Eier *200 g Magerquark*	cremig rühren.
2 große geraspelte Äpfel *250 g geraspelte Möhren* *30 g Halbfettmargarine* *130 g Dinkelvollkornmehl* *2 TL Backpulver* *Süße nach Belieben* *1 EL Zimt* *evtl. Vanille*	in die Schüssel geben und mit dem Mixer gut verrühren.
Eine 26er Springform	mit Backpapier auslegen, die Ränder einfetten. Den Teig in die Form füllen.
20 g Mandelsplitter	darüber streuen.
Etwa 45-50 Minuten	backen. Auf einem Rost komplett auskühlen lassen.

Nährwerte für ein Stück (1/12):   Kcal: 92   Fett: 4g   Kohlenhydrate: 8g   Ballaststoffe: 2g   Eiweiß: 6g

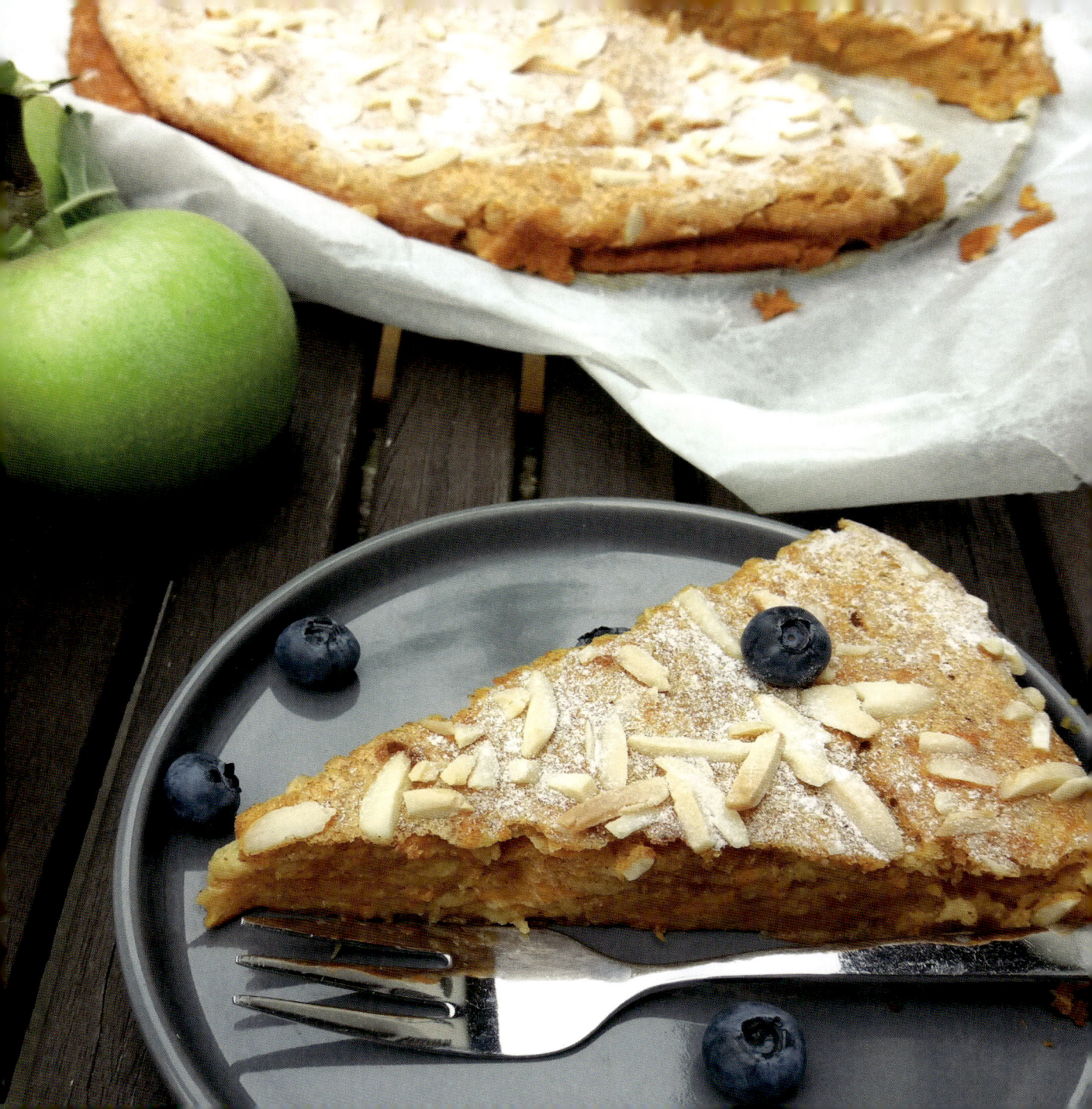

Schichtkuchen

Auf 175° O/U-Hitze	den Ofen vorheizen.
90 g Haferkleie	
120 ml Wasser	
2 Eier	
2 TL Backpulver	in einer kleinen Schüssel verrühren.
10 Minuten	aufquellen lassen.
Eine 20x20 cm Quadratform	mit Backpapier auslegen und den Teig einfüllen.
Etwa 35 Minuten	backen, dann auskühlen lassen.
	Währenddessen:
300 ml Milch 0,3%	
2 EL Backkakao	
Süße nach Belieben	
2 EL Agar Agar	in einem Topf unter ständigem Rühren zum Kochen bringen und etwa 2 Minuten köcheln lassen. Die Schokocreme auf den fertigen Boden geben und verteilen.
Mindestens 30 Minuten	auskühlen lassen.
300 ml Milch 0,3%	
2 TL Vanille (Mühle oder Aroma)	
Süße nach Belieben	
2 EL Agar Agar	in einem Topf unter ständigem Rühren mindestens 2 Minuten köcheln lassen. Die Creme auf dem Kuchen verteilen.
Mindestens 1 Stunde	im Kühlschrank kühlen.

Nährwerte für ein Stück (1/9):   Kcal: 88   Fett: 3g   Kohlenhydrate: 9g   Ballaststoffe: 2g   Eiweiß: 6g

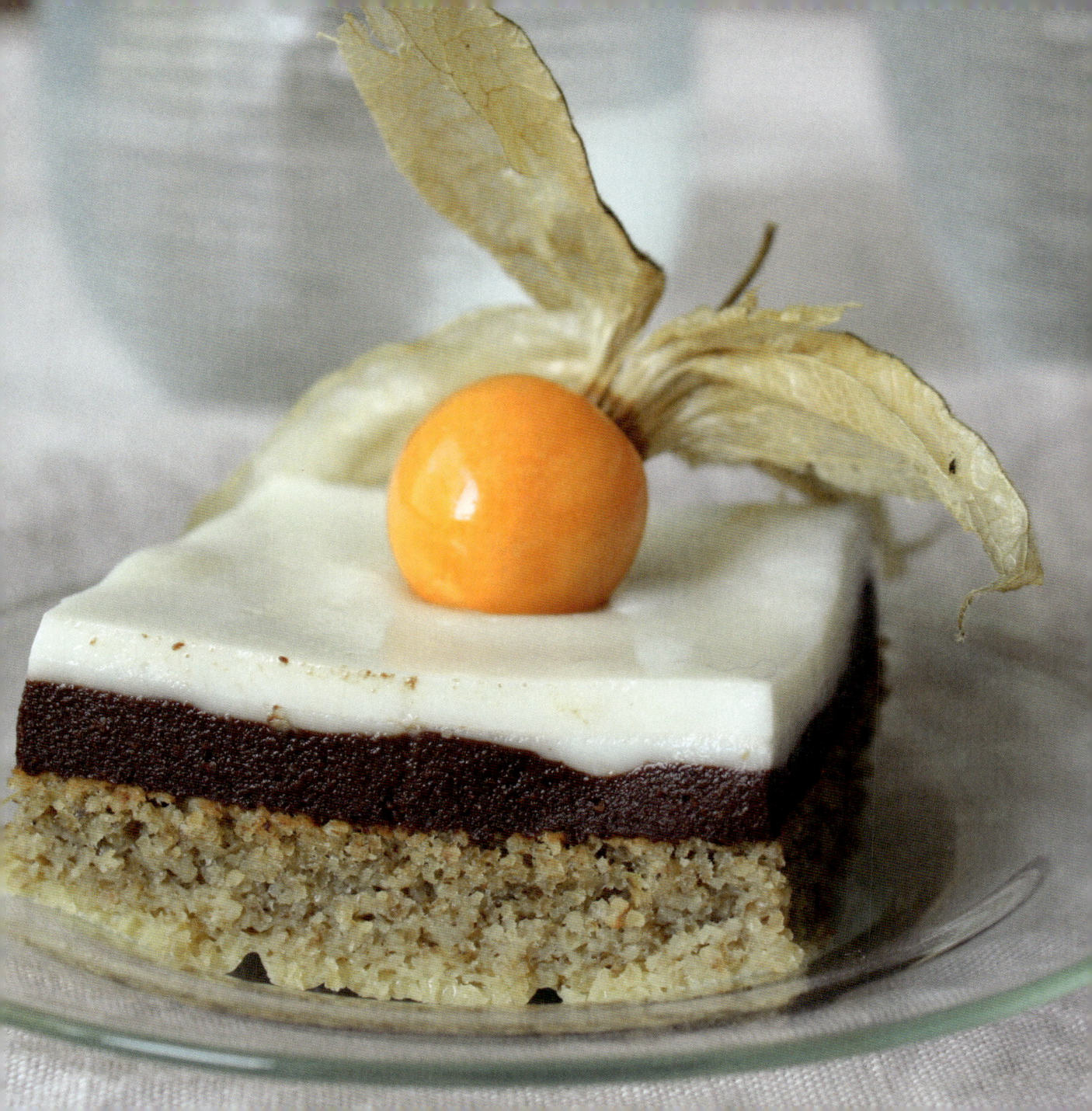

Zitronenkuchen

Auf 175° O/U-Hitze	den Ofen vorheizen.
3 Eier 100 ml Milch 0,3% Streusüße 1 EL Sonnenblumenöl	in einer Schüssel mit dem Rührgerät etwa 2 Minuten schaumig schlagen.
150 g Dinkelmehl 2 TL Backpulver Abrieb einer Bio-Zitrone	in einer Schüssel vermengen und nach und nach unter stetigem Rühren zu dem Eigemisch geben.
Eine 20er Springform 18er geht auch	leicht einfetten und die Teigmasse hineingeben.
Etwa 45 Minuten	backen. Auf einem Rost auskühlen lassen.
Eine ½ Zitrone	auf den Kuchen reiben, so dass er auf der Oberfläche (auch dem Rand) schön zitronig wird.
2 TL Puderzucker	Sofort im Anschluss, also bevor es einzieht, auf dem Kuchen verteilen.

Nährwerte für ein Stück (1/8):   Kcal: 104 Fett: 3g   Kohlenhydrate: 14g   Ballaststoffe: 1g   Eiweiß: 6g

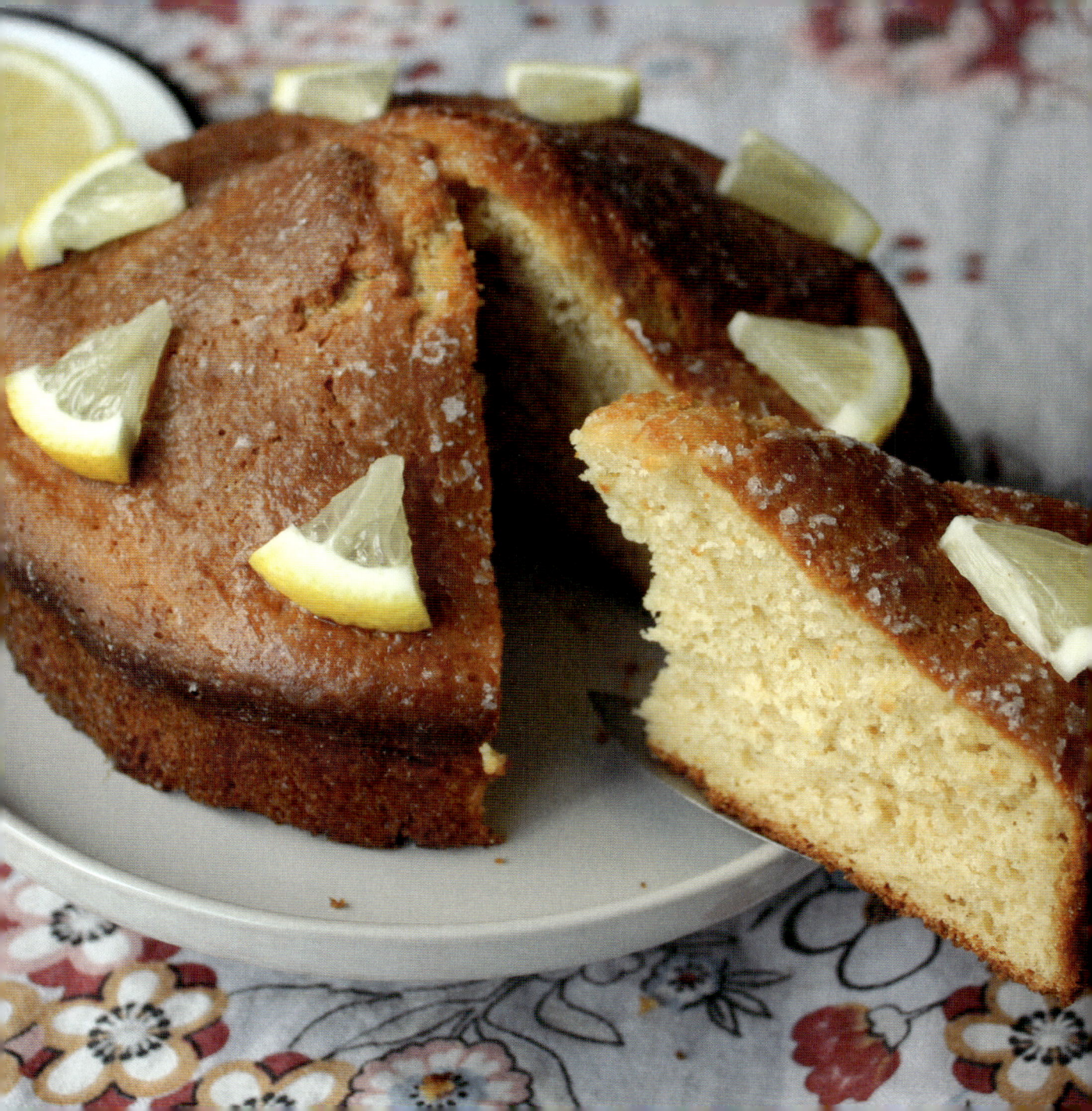

Käse-Himbeer-Kuchen

Auf 175° O/U-Hitze	den Ofen vorheizen.
80 g Haferkleie *50 ml Milch 0,3%* *2 Eier* *1 TL Backpulver*	in einer kleinen Schüssel verrühren.
10 Minuten	aufquellen lassen.
Eine 18er Springform *Etwa 35 Minuten*	mit Backpapier auslegen und den Teig einfüllen. backen.
	Währenddessen:
300 g Magerquark *2 Eier* *Abrieb einer Bio-Zitrone* *Süße nach Belieben* *1 TL Backpulver*	in eine Schüssel geben und mit einem Schneebesen cremig rühren.
125 g Himbeeren	auf dem vorgebackenen, noch in der Form befindlichen Boden verteilen.
Etwa 40 Minuten	backen. Auf einem Kuchenrost komplett auskühlen lassen.
Mit weiteren 125 g Himbeeren	den fertigen Kuchen dekorieren.

Nährwerte für ein Stück (1/8):   Kcal: 121 Fett: 4g   Kohlenhydrate: 9g   Ballaststoffe: 3g   Eiweiß: 10g

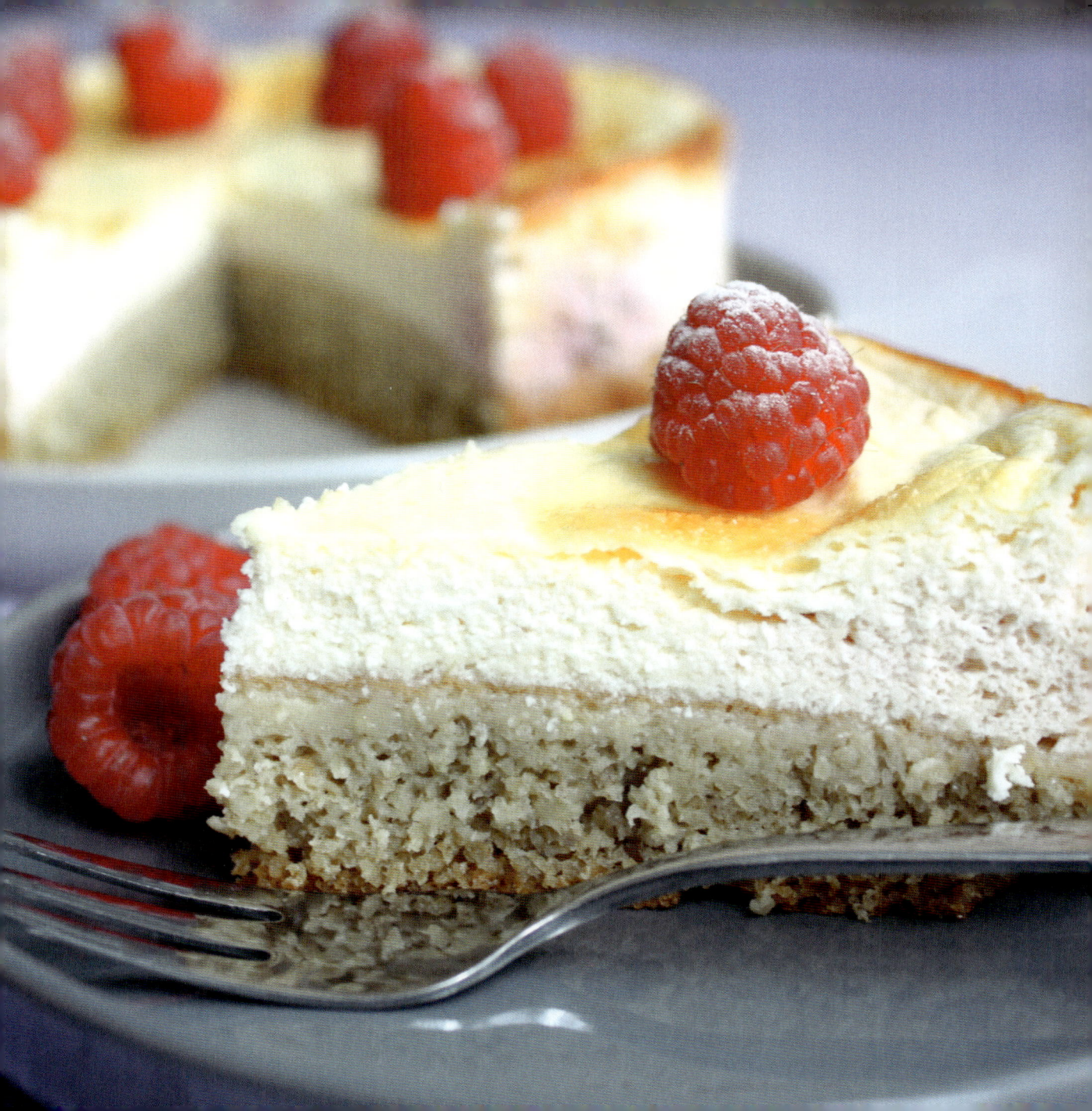

Rosinenmuffins

Auf 175° O/U-Hitze	den Ofen vorheizen.
200 g Magerquark *2 Eier*	cremig rühren.
100 g Dinkelvollkornmehl *30 g Haferkleie* *50 g Rosinen* *2 TL Honig* *2 TL Backpulver*	dazugeben und gut verrühren.
	In Muffinformen aus Silikon oder in gut eingefettete Formen füllen.
Etwa 45 Minuten	backen.
	Aus der Form nehmen und abkühlen lassen.

Tipp:
Anstatt Rosinen passen auch Datteln oder Feigen hervorragend dazu.

Nährwerte für einen Muffin (1/10): Kcal: 95   Fett: 2g   Kohlenhydrate: 13g   Ballaststoffe: 2g   Eiweiß: 6g

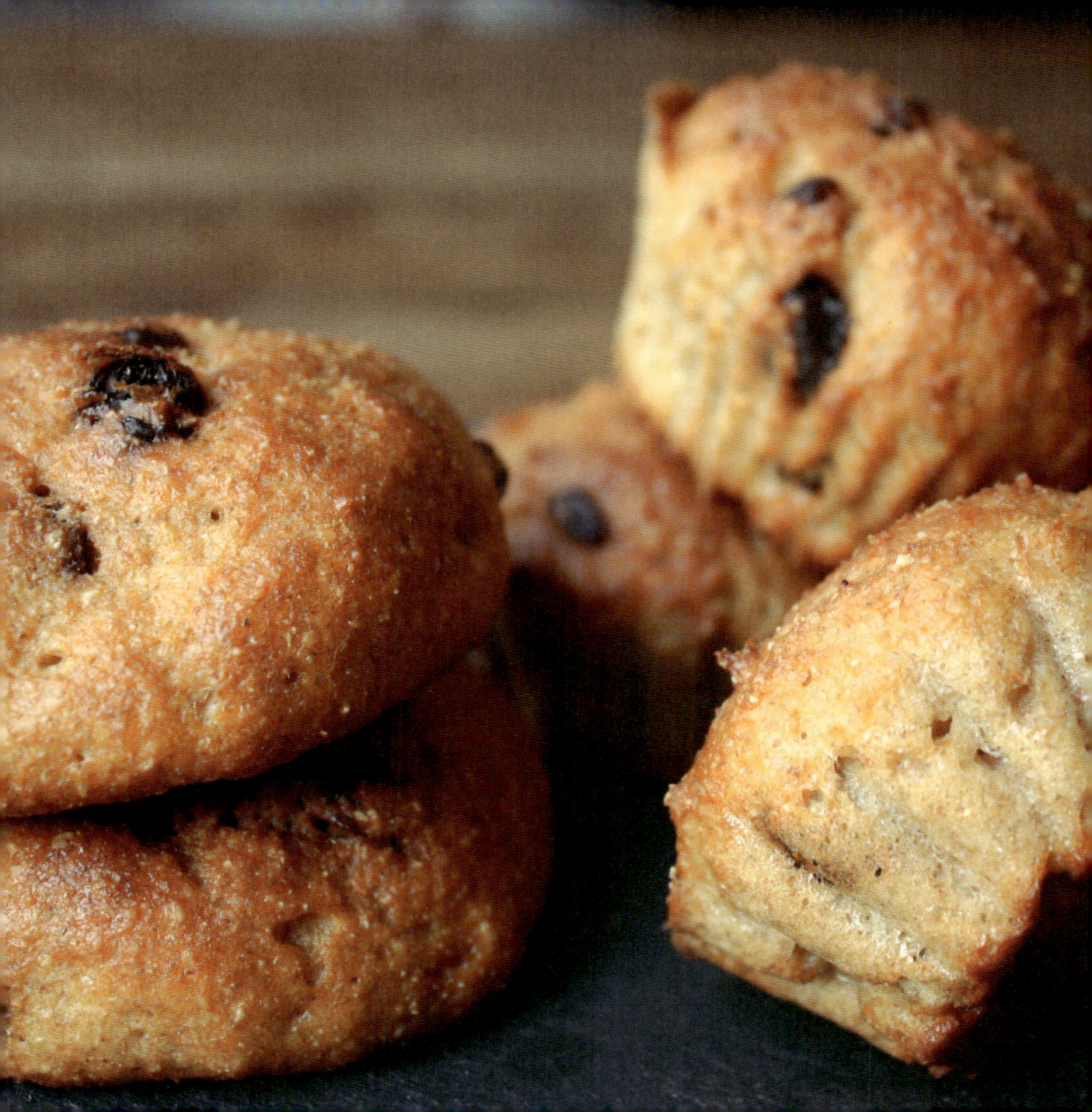

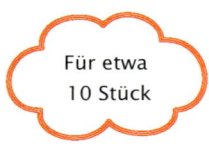
Für etwa
10 Stück

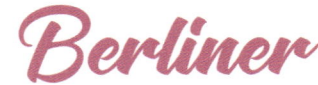
Berliner

Pfannkuchen, Krapfen, Kräppel, Ballen, Fasenachtkiechle

Auf 175° O/U-Hitze	den Ofen vorheizen.
1 Ei *200 g Magerquark*	cremig rühren.
160 g Weizenmehl *60 g Streusüße* *2 TL Backpulver*	dazugeben und gut vermengen.
	Mit nassen Händen 10 kleine Bällchen formen, auf ein mit Backpapier ausgelegtes Blech legen und etwas flach drücken.
Etwa 35 Minuten	backen bis sie goldbraun sind.
2 EL kalorienreduzierte Marmelade	erwärmen (z. B. Wasserbad, Mikrowelle) und mit einer Spritze von der Seite in die Bällchen füllen.
1 TL Halbfettmargarine	Ebenfalls erwärmen und mit einem Pinsel auf die Bällchen streichen.
1 EL Puderzucker *oder 2 EL Streusüße*	darüber streuen.

Nährwerte für einen Berliner: Kcal: 85   Fett: 1g   Kohlenhydrate: 14g   Ballaststoffe: 1g   Eiweiß: 5g

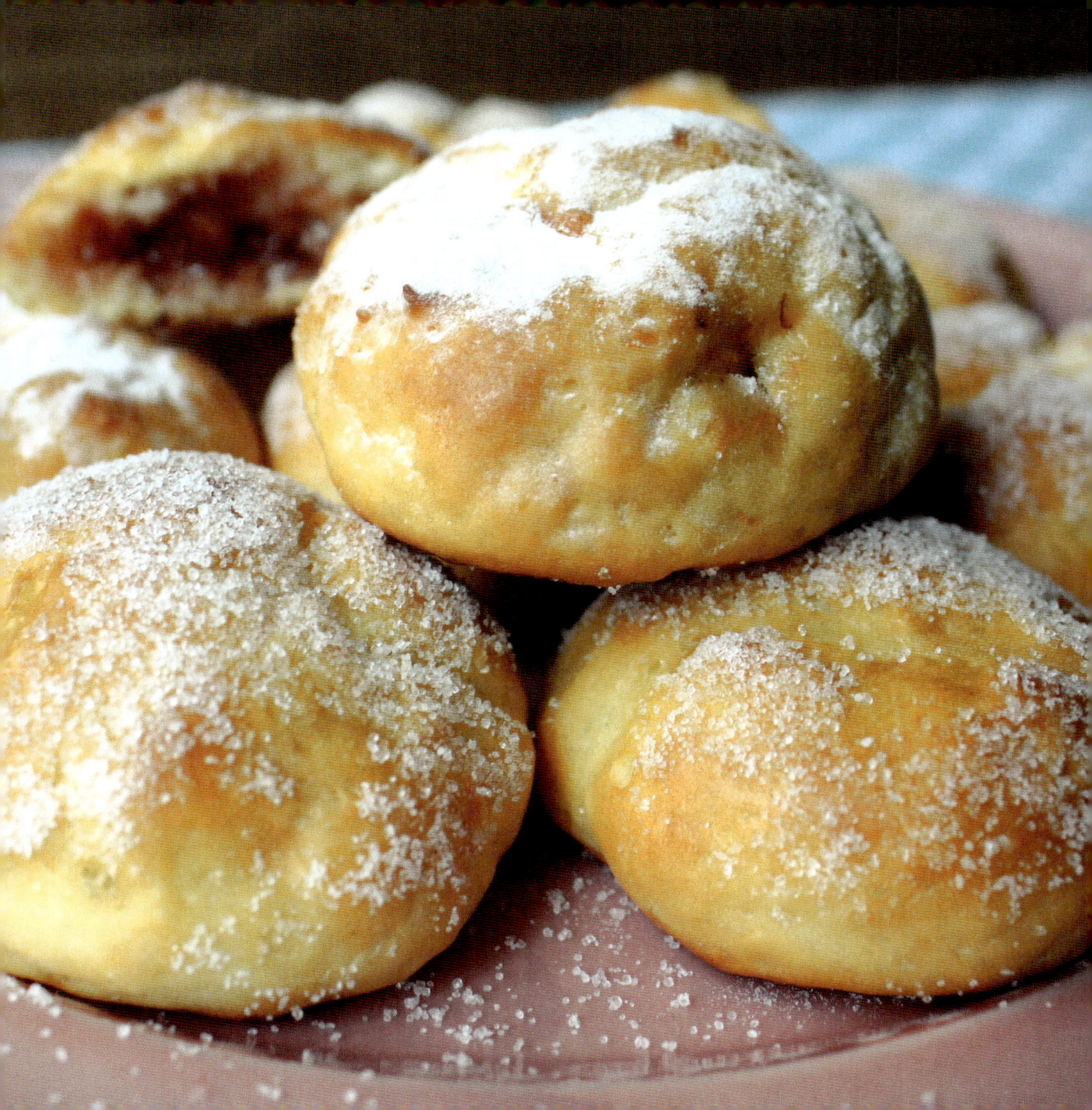

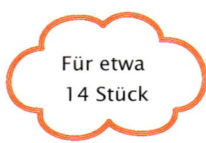

Für etwa
14 Stück

Franzbrötchen

Auf 180° O/U-Hitze	den Ofen vorheizen.
200 g Magerquark	
1 Ei	cremig rühren.
200 g Dinkelmehl	
2 TL Backpulver	dazugeben und zu einem geschmeidigen Teig vermengen.

Auf 50 cm Frischhaltefolie oder einer Silikonmatte den Teig platzieren. Eine weitere Frischhaltefolie, auch in etwa 50 cm lang, auf den Teig legen und mit einem Nudelholz oder mit der Hand zu einem Rechteck ausrollen/drücken. Dabei darauf achten, dass der Teig nicht aus dem Rand herausquillt. Etwa 40 x 20 cm groß rollen.

1 EL Halbfettmargarine	erwärmen und auf den Teig pinseln.
3 EL Zimt	
5 EL Streusüße	in einer Schüssel vermengen und auf dem Teig verteilen.

Nun den Teig mit Hilfe der Folie rollen; die Folie entfernen.

Den Teig mit einem Messer in etwa 14 kleine Stücke schneiden, dabei die Richtung wechselnd in Schrägen schneiden / \/\/ usw.

Die Stücke trennen und die schmalere Seite nach oben zeigend auf dem Backbleck platzieren. Einmal längs zum schmalen Ende mit einem Nudelholz die Teilchen platt-drücken.

Etwa 30 Minuten	backen.

Nährwerte für ein Stück (1/14):   Kcal: 75   Fett: 1g   Kohlenhydrate: 11g   Ballaststoffe: 0g   Eiweiß: 5g

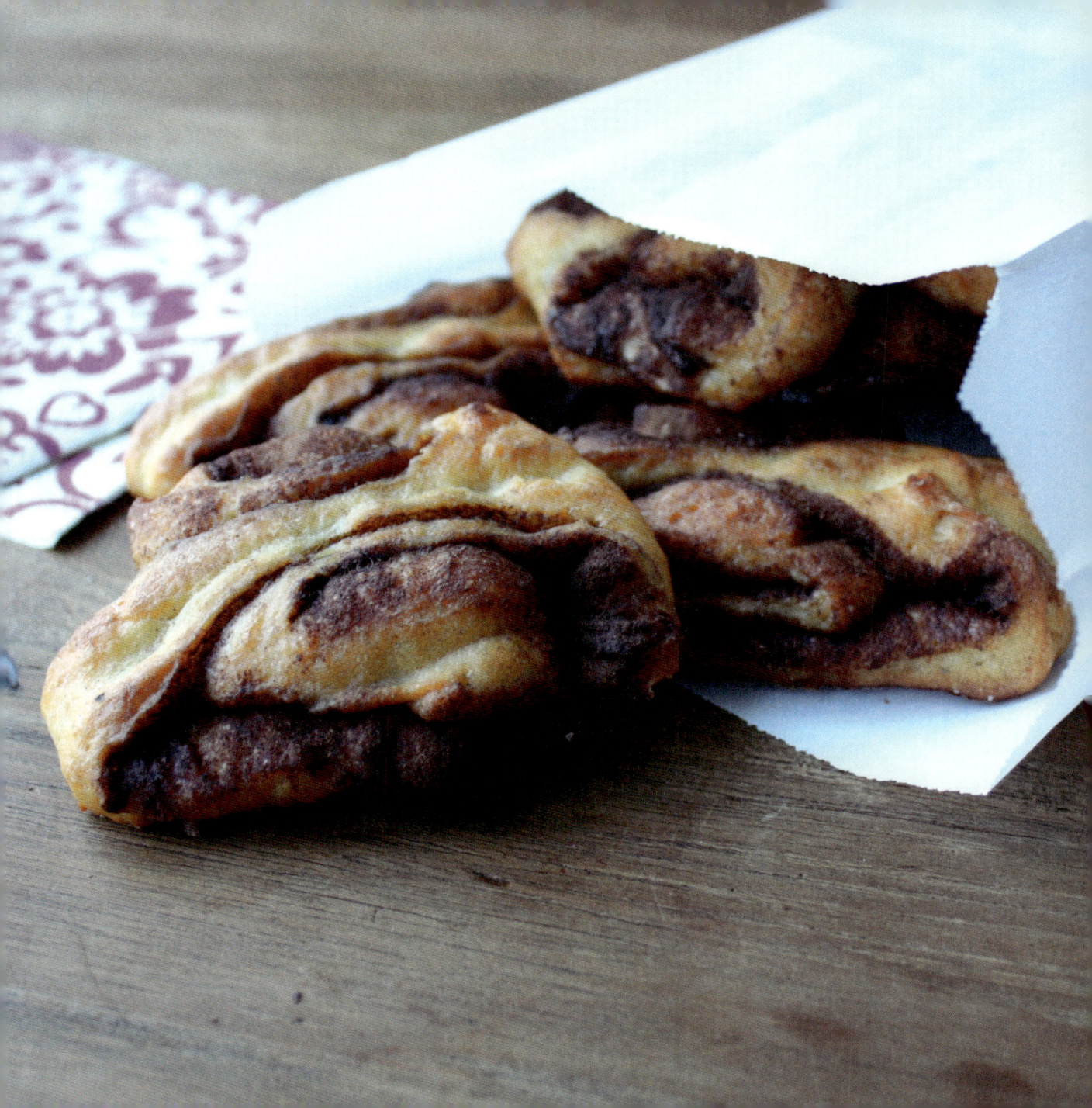

Schoko-Nuss-Muffins

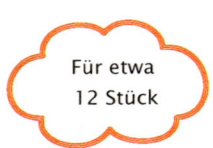

Für etwa
12 Stück

Auf 175° O/U-Hitze	den Ofen vorheizen.
70 g Dinkelmehl	
60 g Haferkleie	
2 Eier	
180 ml ungesüßte Mandelmilch	oder Milch 0,3%
25 g gemahlene Haselnüsse	
Streusüße nach Belieben	
1 TL Vanille (Mühle oder Aroma)	in eine Schüssel geben und alles mit einem Mixer gut verrühren.
20 Minuten	aufquellen lassen.
2 TL Backpulver	unterrühren.
⅔ des Teigs	auf 12 Silikonformen verteilen.
1 TL Backkakao	in den restlichen Teig unterrühren und ebenfalls auf die Förmchen verteilen.
Etwa 45 Minuten	backen.
5 Minuten	abkühlen lassen und aus den Förmchen nehmen.
	Auf einem Kuchenrost weiter auskühlen lassen.

Nährwerte für einen Muffin: Kcal: 84   Fett: 4g   Kohlenhydrate: 8g   Ballaststoffe: 1g   Eiweiß: 4g

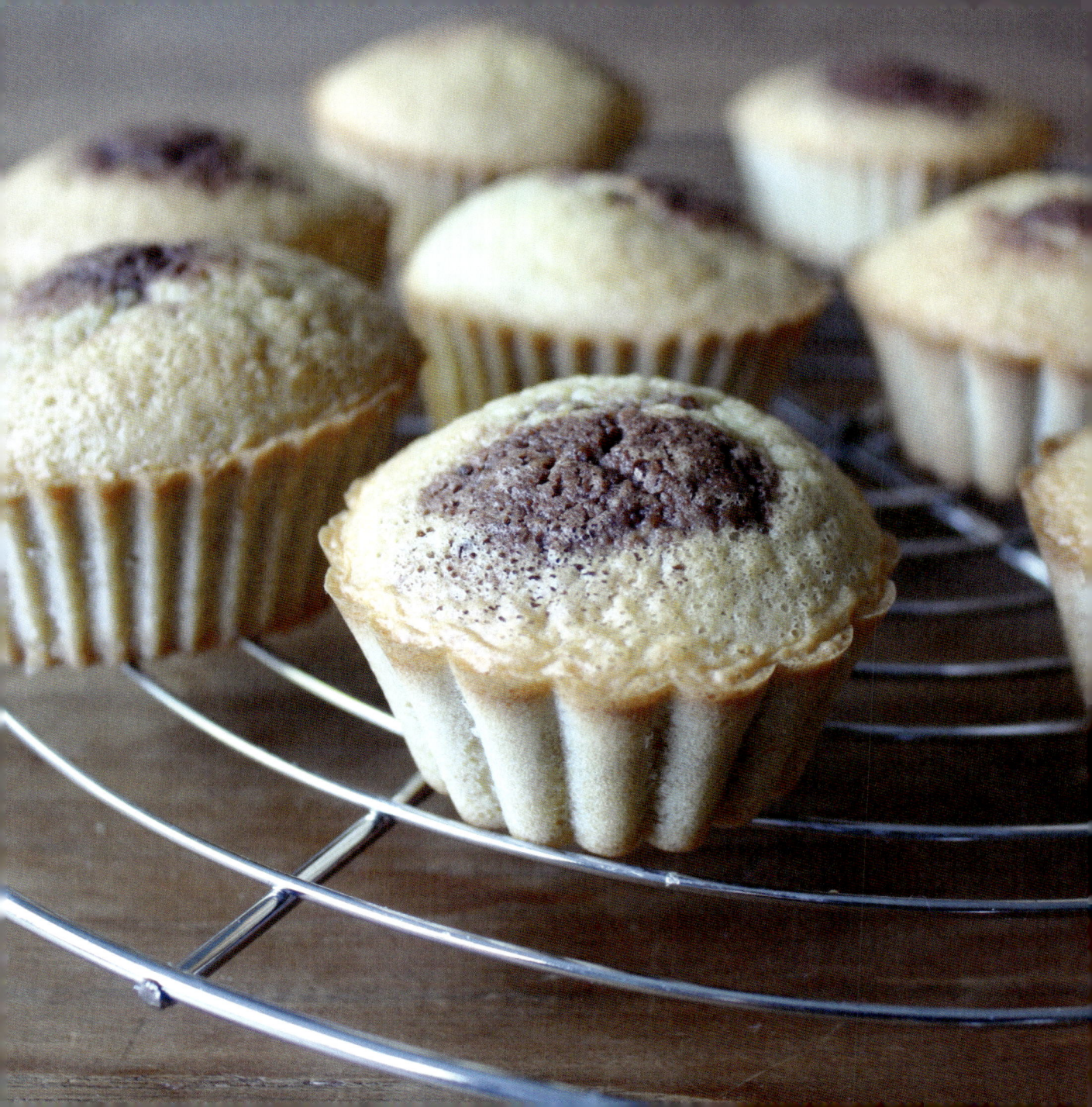

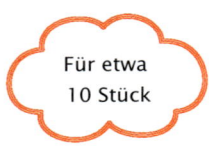

Für etwa
10 Stück

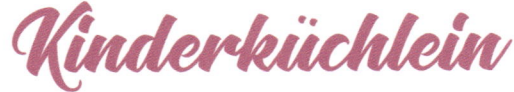

Kinderküchlein

Auf 170° O/U–Hitze	den Ofen vorheizen.
1 große reife Banane	mit einer Gabel zermatschen.
1 großen süßen Apfel	hineinreiben.
2 Eier	
90 g Dinkelvollkornmehl	
2 TL Honig	
2 TL Backpulver	dazugeben und alles gut verrühren.

Ich habe kleine Kuchenförmchen aus Silikon, die ich damit befülle. Ihr könnt auch Muffinformen nehmen. Sie gehen nicht so sehr auf, wie normale Muffins.

Tipp:
Sie kleben ganz arg am Papier. Nimm lieber eine Silikonform oder fette die Muffinform gut ein.

Etwa 40 Minuten	backen.
5 Minuten	in der Form auskühlen lassen. Aus der Form nehmen und komplett auskühlen lassen.

Nährwerte für ein Küchlein: Kcal: 70   Fett: 2g   Kohlenhydrate: 11g   Ballaststoffe: 2g   Eiweiß: 3g

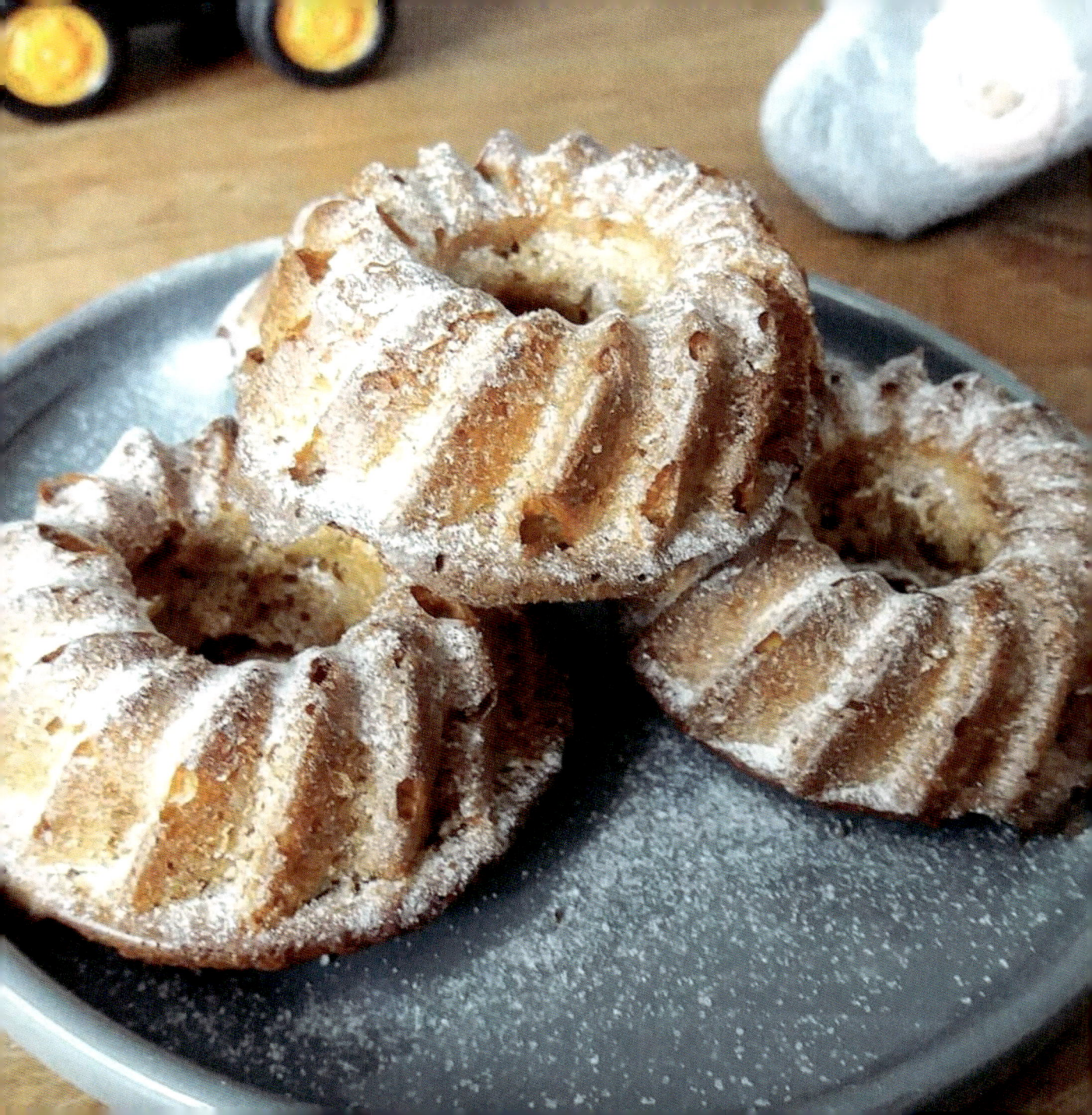

Tassenkuchen

1 Ei
120 g Magerquark
20 g Weichweizengrieß
Abrieb einer ½ Bio-Zitrone
1 TL Backpulver
Süße nach Belieben

in ein kleines Gefäß geben und mit einem Schneebesen gut verrühren.

Die Masse in eine große Tasse oder einen Becher geben.

Bei 800 Watt etwa 4 Minuten

in der Mikrowelle backen.
Kurz abkühlen lassen.
Die Ränder lösen und auf einen Teller stürzen.

Fruchtsoße:

100 g TK-Erdbeeren
Süße nach Belieben
einem Spritzer Zitronensaft

auftauen und mit

kurz aufkochen und pürieren.

Die Soße zum Tassenkuchen servieren.

Nährwerte für einen
Kuchen ohne Soße: Kcal: 252 Fett: 7g   Kohlenhydrate: 21g   Ballaststoffe: 1g   Eiweiß: 24g

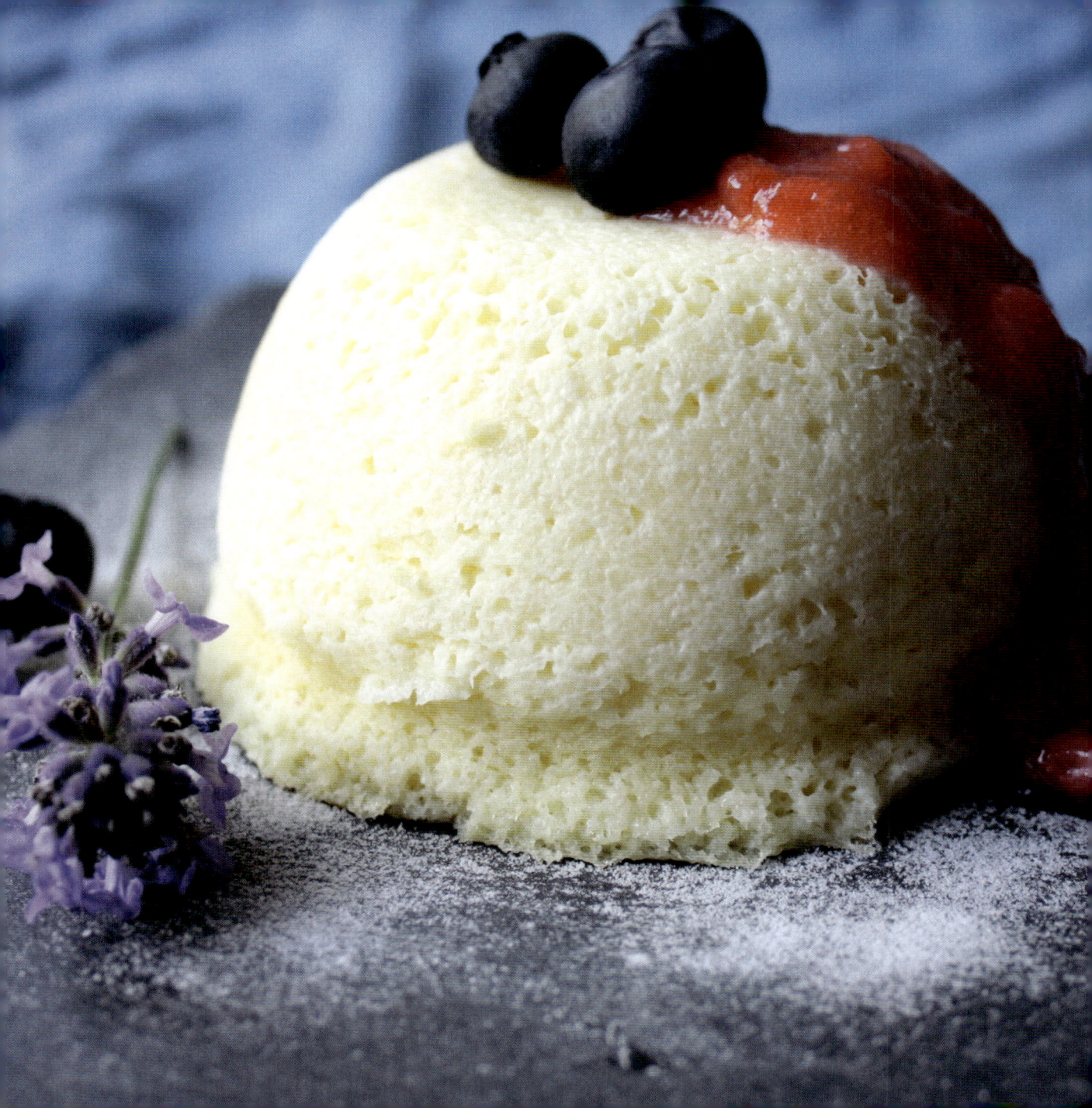

Frühstückskuchen

Auf 175° O/U-Hitze	den Ofen vorheizen.
1 große sehr reife Banane	mit einer Gabel zermatschen.
200 g Magerquark *1 Ei* *1 TL Backpulver* *20 g Haferkleie* *2 Spritzer Süßstoff*	dazugeben und gut mit einem Schneebesen oder Mixer verrühren.
18er Springform	mit Backpapier auslegen und die Masse in die Form füllen.
1 Apfel und *1 süße Birne*	waschen, in Würfel oder Spalten schneiden und als Topping auf die Crememasse geben.
Etwa 30–35 Minuten	backen.

Tipp:
Er schmeckt auch ohne zusätzliche Süße ganz gut.

Nährwerte für ½ Kuchen: Kcal: 282 Fett: 5g   Kohlenhydrate: 39g   Ballaststoffe: 6g   Eiweiß: 19g

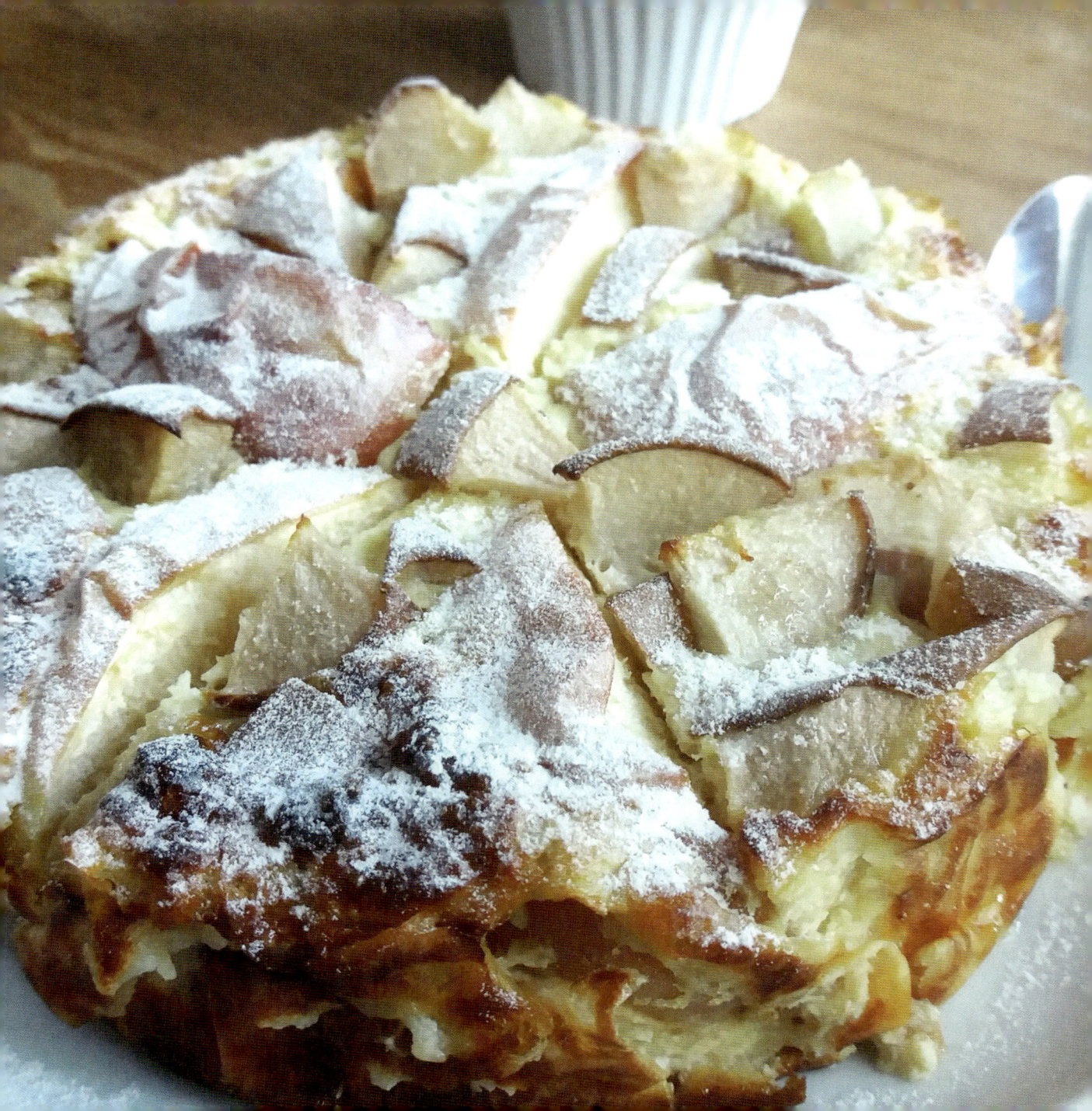

Zitronen-Mandel-Plätzchen

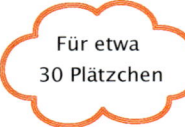

Für etwa
30 Plätzchen

Auf 155° O/U-Hitze	den Ofen vorheizen.
3 Eier	trennen.
Eiweiß	steif schlagen und zur Seite stellen.
Eigelb *Streusüße nach Belieben*	in einer Schüssel schaumig rühren.
35 g Dinkelmehl *½ TL Backpulver* *Abrieb einer Bio-Zitrone*	dazugeben und verrühren.
Eiweiß	unterheben.
	Aus dem Teig entweder mit einem Spritzbeutel oder mit einem Löffel etwa 30 Häufchen auf einem mit Backpapier ausgelegten Backblech bilden.
20 g gehobelte Mandeln	auf den Häufchen verteilen.
Etwa 15 - 20 Minuten	backen.
	Die Plätzchen komplett im Ofen abkühlen lassen.

Nährwerte für ein Plätzchen: Kcal: 17   Fett: 1g   Kohlenhydrate: 1g   Ballaststoffe: 0g   Eiweiß: 1g

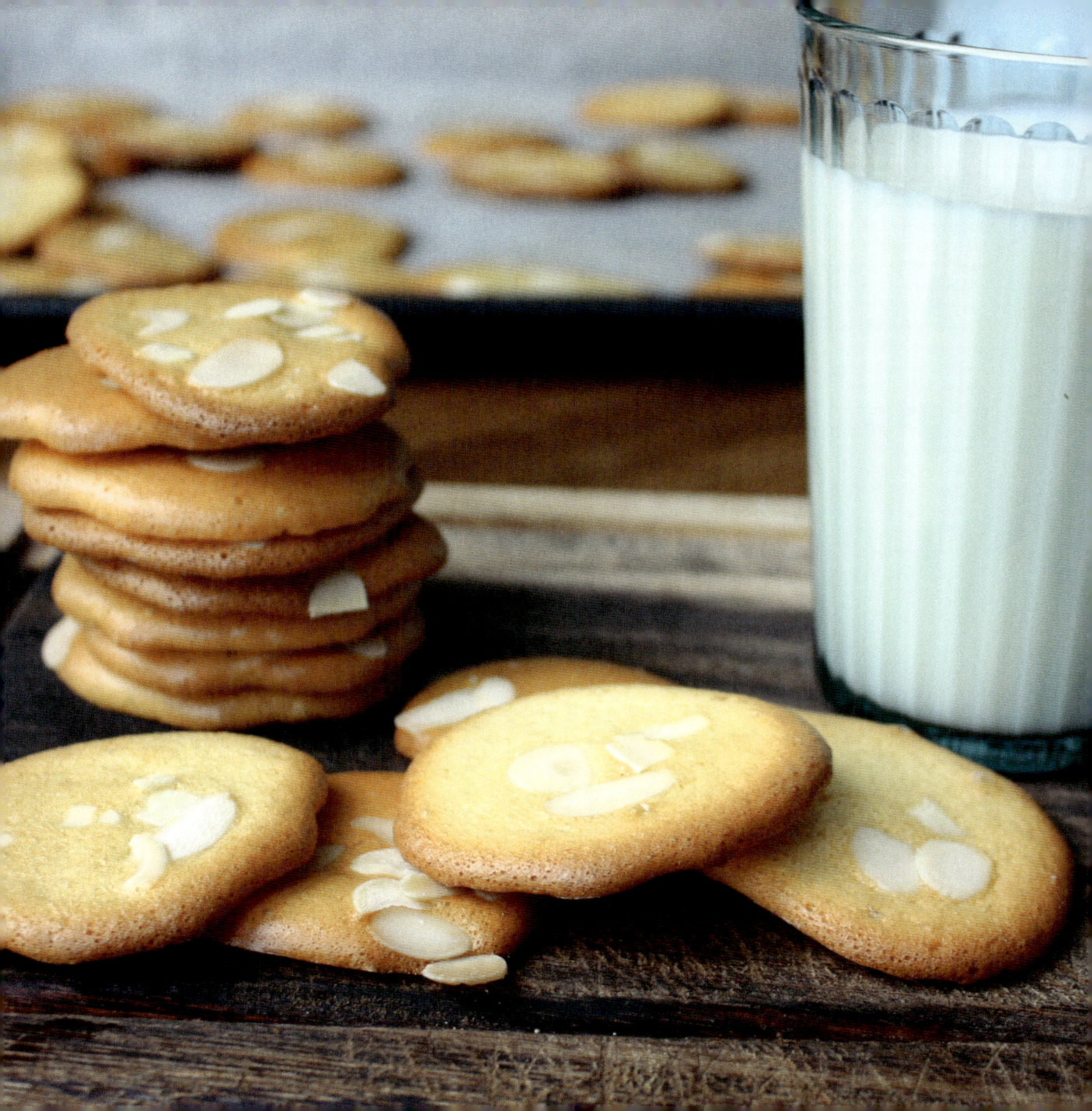

Apfel-Mandel-Plätzchen

Für etwa
20 Plätzchen

Auf 160° O/U-Hitze	den Ofen vorheizen.
1 mtlgr. geraspelten Apfel *1 Ei* *Süße nach Belieben*	in einer Schüssel mit einem Schneebesen cremig rühren.
20 g zarte Haferflocken *30 g Haferkleie*	dazugeben und gut verrühren.
10 Minuten	aufquellen lassen.
½ TL Backpulver	unterrühren und auf einem mit Backpapier ausgelegten Blech etwa 20 Plätzchenhäufchen machen. Dabei darauf achten, dass die Häufchen ähnlich hoch sind, damit sie gleichzeitig fertig gebacken werden.
20 ungeschälte Mandeln	auf die Plätzchen verteilen.
Etwa 45 Minuten	backen.

Nährwerte für ein Stück (1/20):   Kcal: 22   Fett: 1g   Kohlenhydrate: 2g   Ballaststoffe: 1g   Eiweiß: 1g

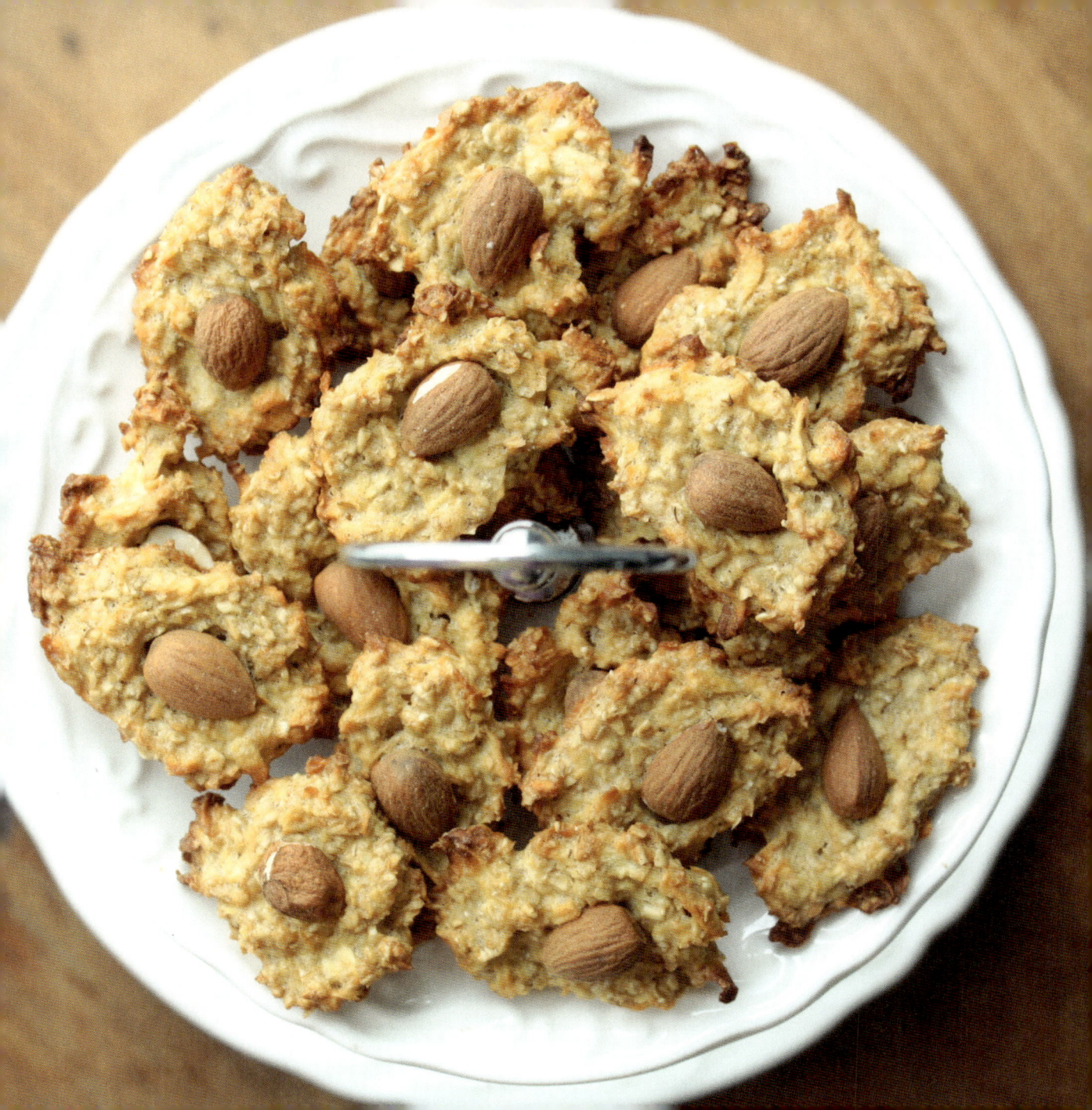

Ingwer-Orange-Plätzchen

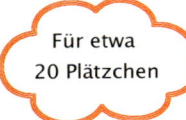

Für etwa
20 Plätzchen

Auf 170° O/U-Hitze	den Ofen vorheizen.
100 g Haferkleie *100 ml Milch 0,3%* *Süße nach Belieben* *2 TL gemahlenen Ingwer* *1 TL gemahlenen Koriander* *Abrieb einer Orange*	in eine Schüssel geben und gut verrühren.
1 Stunde	aufquellen lassen.
	Auf einem mit Backpapier ausgelegten Blech etwa 20 Plätzchenhäufchen machen und mit einer Gabel flach drücken.
Etwa 35 Minuten	backen.

Nährwerte für ein Stück (1/20):   Kcal: 18   Fett: 0g   Kohlenhydrate: 3g   Ballaststoffe: 1g   Eiweiß: 1g

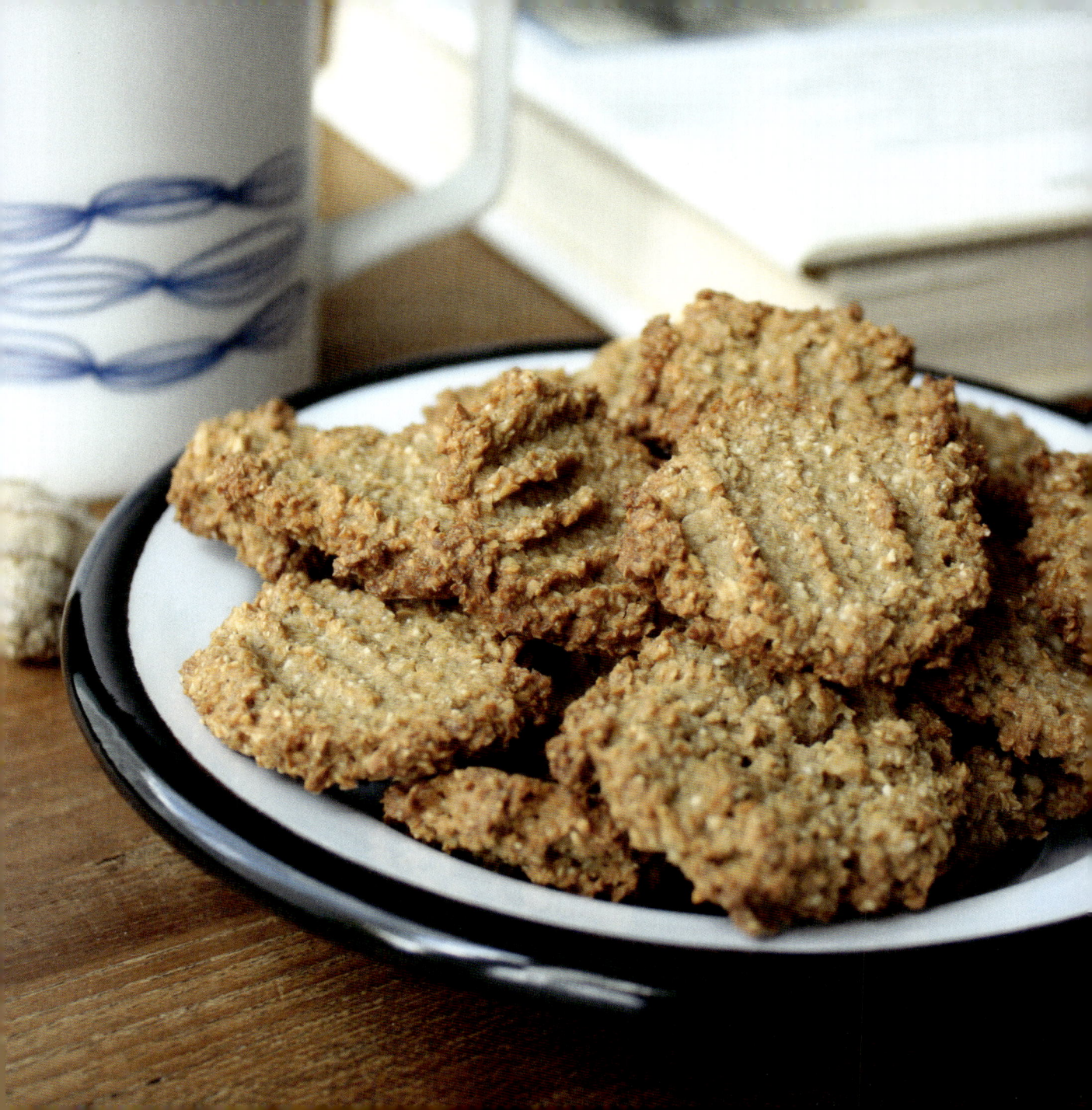

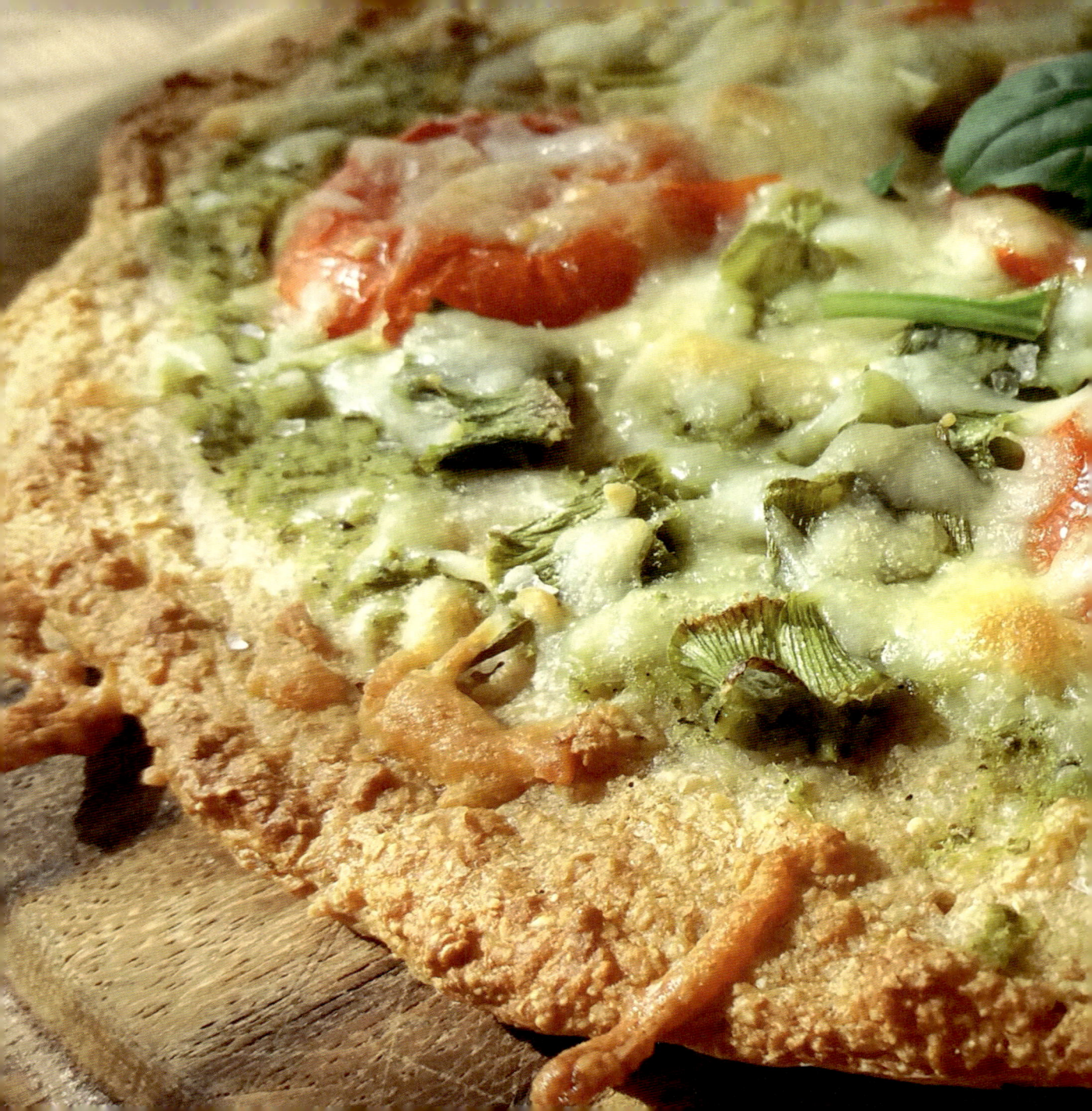

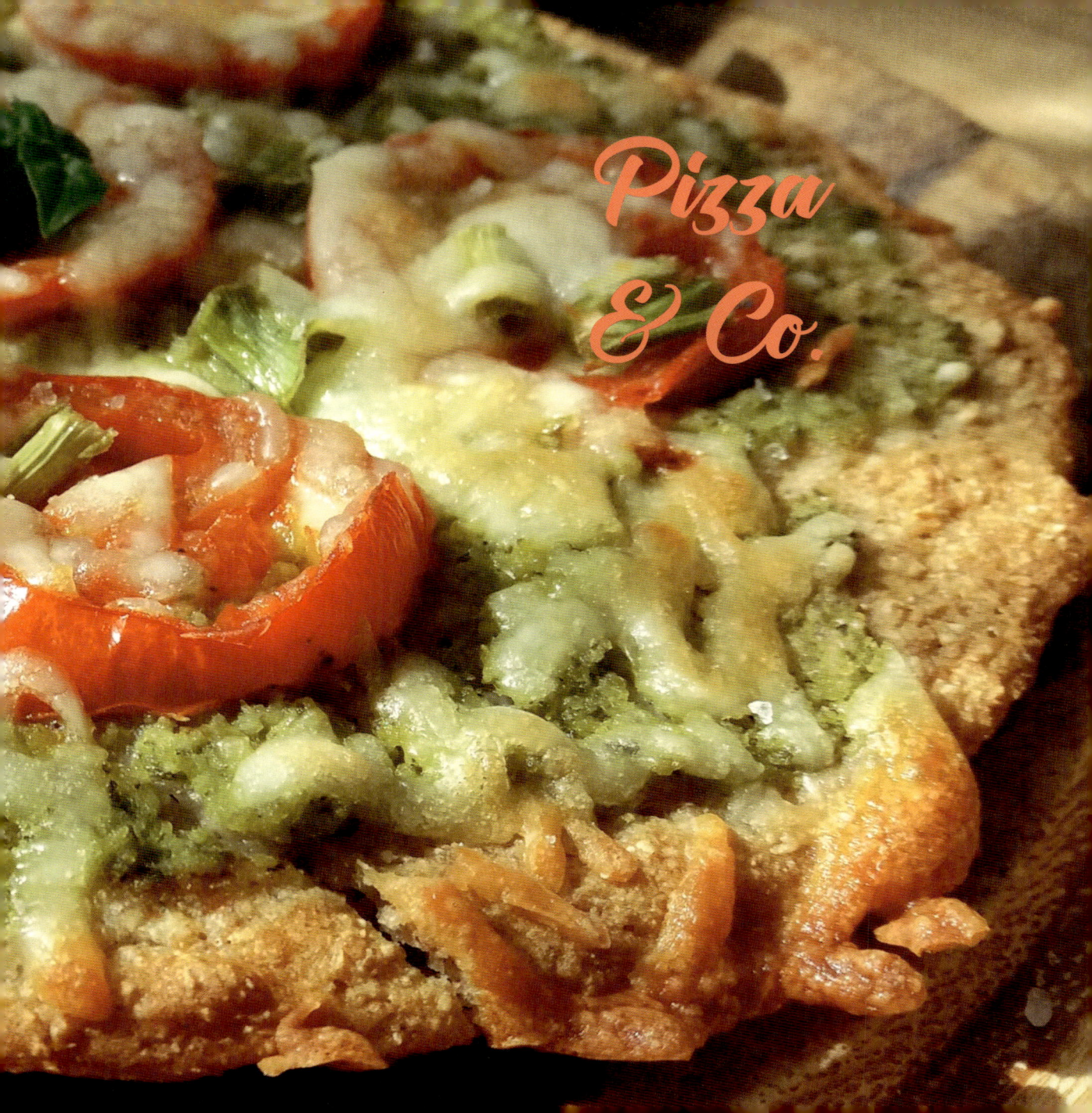

Pizza & Co.

Wölkchenpizza

Auf 180° O/U-Hitze	den Ofen vorheizen.
100 g Joghurt 0,3% *35 g Dinkelmehl* *20 g Haferkleie* *1 TL Backpulver* *Salz*	in eine Schüssel geben und alles gut verrühren. Kurz aufquellen lassen.
	Den Teig mit einem nassen Löffel oder nassen Händen auf ein mit Backpapier ausgelegtes Blech knapp 1 cm dick verteilen.
10 Minuten	vorbacken. Boden aus dem Ofen holen und nach Belieben belegen.
Weitere 15 Minuten	backen.

Tipps:
- Je nach Backofen und Geschmack kann die Backzeit variieren.
- Als Belag kannst Du z.B. Zucchinipesto, frische Tomaten, Lauchzwiebeln und Käse nehmen.

Nährwerte für den Pizzaboden: Kcal: 227   Fett: 2g   Kohlenhydrate: 42g   Ballaststoffe: 3g   Eiweiß: 12g

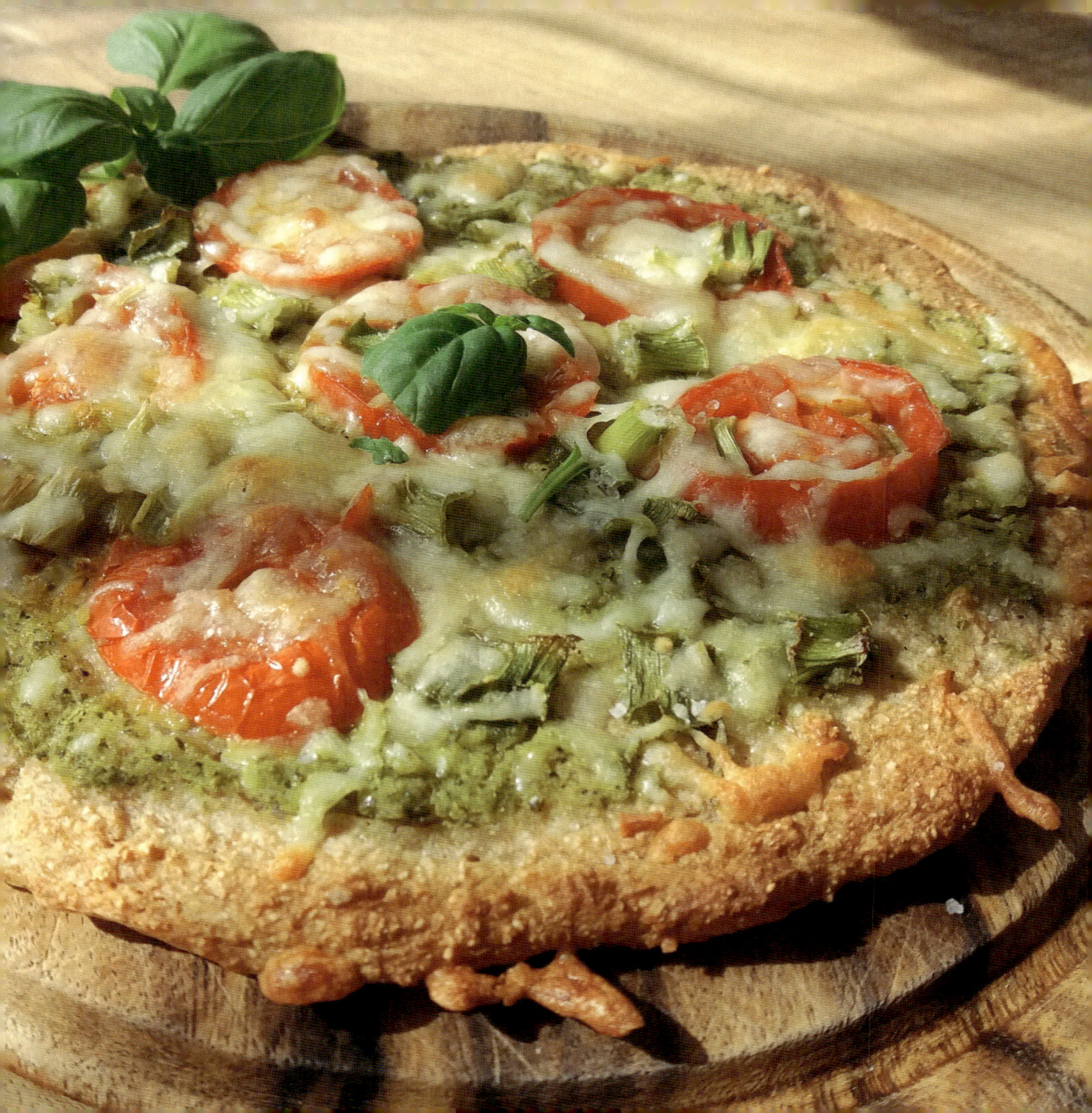

Mini-Pizza

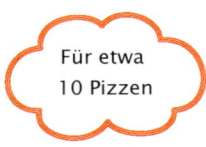

Für etwa
10 Pizzen

Auf 180° O/U-Hitze	den Ofen vorheizen.
	Für den Belag:
3 EL Tomatenmark *70 ml Wasser* *1 TL Oregano* *½ TL Salz* *etwas Pfeffer*	in einer kleinen Schüssel verrühren.
	Für den Teig:
100 g Joghurt 0,3% *1 Ei* *7 g Weizenkleie* *20 g Haferkleie* *30 g Mehl (Weizen oder Dinkel)* *½ TL Salz* *1 TL Backpulver*	mit einem Schneebesen verrühren.
	Das Blech mit Backpapier auslegen.
10 Minuten	Mit einem Löffel etwa 10 Häufchen machen und vorbacken.
	Rausholen und die Pizzen mit der Tomatensoße bestreichen.
100 g Streukäse light	darüber streuen.
Weitere 10-12 Minuten	backen.

Nährwerte für eine Pizza: Kcal: 64   Fett: 3g   Kohlenhydrate: 5g   Ballaststoffe: 1g   Eiweiß: 5g

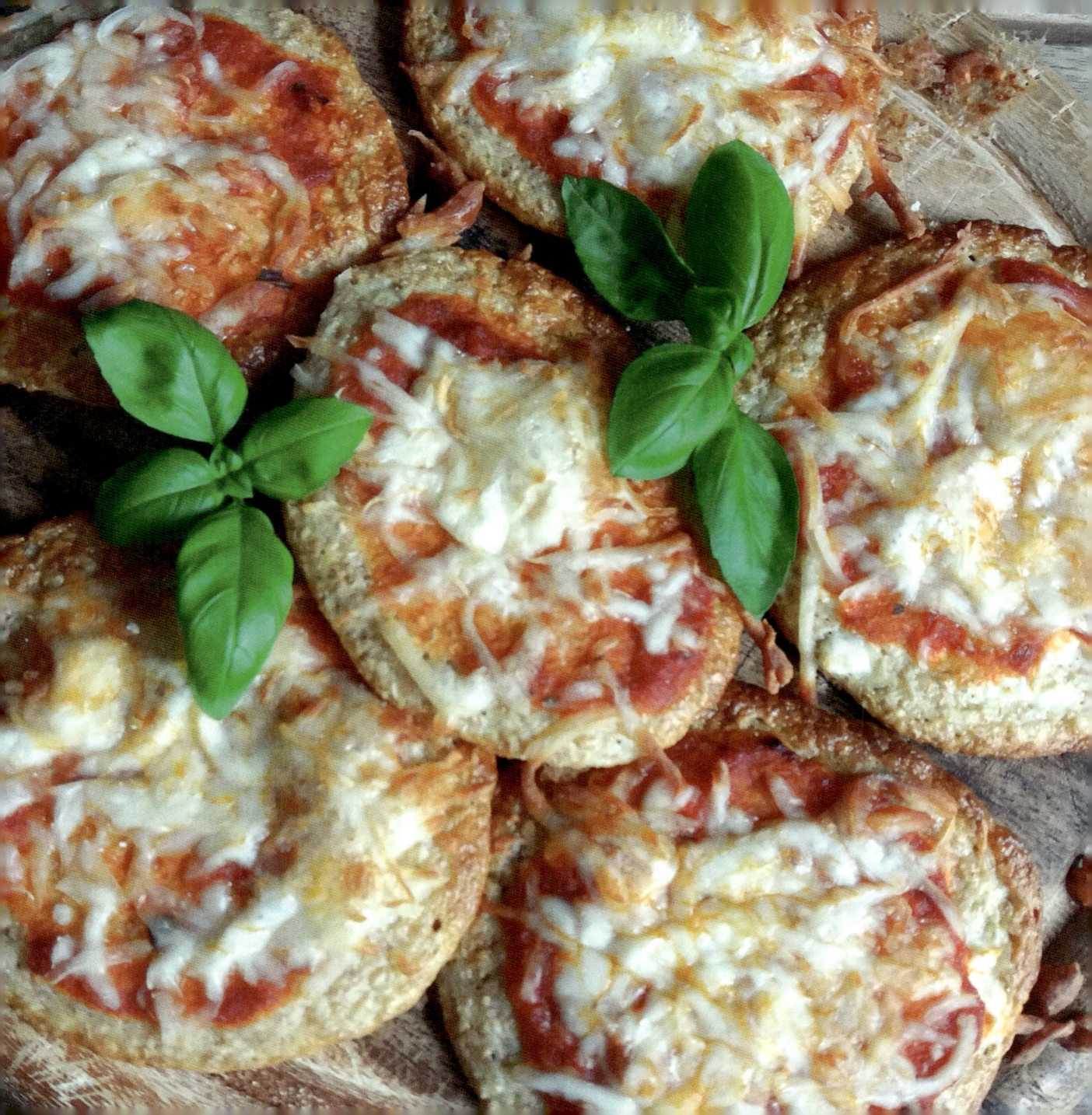

Käse-Kräuter-Taler

Für etwa 12 Stück

Auf 175° O/U-Hitze	den Ofen vorheizen.
1 Ei	
200 g Magerquark	
55 g Dinkelvollkornmehl	
40 g Haferkleie	
1 TL Backpulver	
Salz	in eine Schüssel geben und gut verrühren.
20 Minuten	aufquellen lassen.
	Währenddessen:
½ Bund Basilikum	
½ Bund Minze	grob schneiden.
2 Lauchzwiebeln	in Ringe schneiden.
½ Paprika	
100 g Skyrella/Protinella	ebenfalls würfeln und in die Teigmasse geben. Mit
Salz, Pfeffer, Paprika	nach Belieben würzen.

Auf ein mit Backpapier ausgelegtes Blech mit einem Esslöffel 12 Häufchen machen, etwas flach drücken. Optional mit Sesam bestreuen.

Etwa 40 Minuten	backen.

Apfel-Zimt-Taler

Mit Süße statt mit Salz, 2 gewürfelten Äpfeln und 1 EL Zimt im Teig. Sehr lecker!

Nährwerte für ein Stück (1/12):   Kcal: 49   Fett: 1g   Kohlenhydrate: 5g   Ballaststoffe: 1g   Eiweiß: 5g

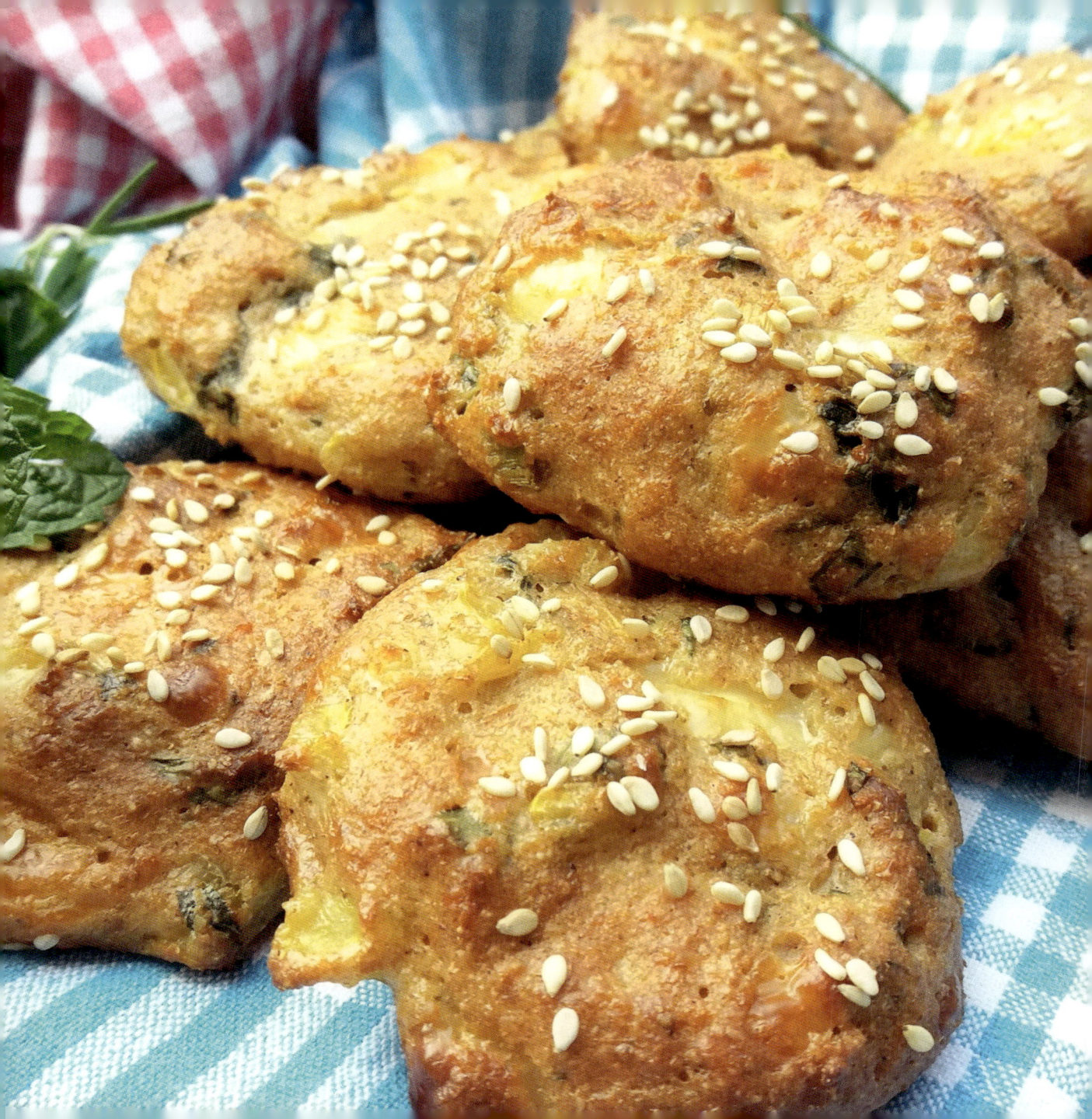

Allroundnester

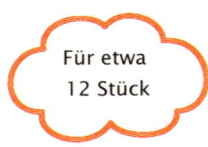

Für etwa 12 Stück

Auf 175° O/U-Hitze	den Ofen vorheizen.
Etwa 250 g Filoteig	gibt es in großen Supermärkten oder beim türkischen Obst- und Gemüsehändler
	in etwa 10x10 cm große Quadrate schneiden.
12er Muffinform	mit
½ TL Öl	gut einfetten und jeweils 2–3 Filoquadrate über Kreuz, so dass die Ränder gut verschlossen werden, in die Muffinmulden drücken.

HERZHAFT:

200 g Spinat	waschen und grob schneiden.
2 Lauchzwiebeln	in Ringe schneiden.
100 g Feta 20–30% Fett i.Tr.	reinbröseln.
Salz, Pfeffer, Paprika	zum würzen nehmen und gut mischen.
	Die "Nester" damit füllen.
Etwa 30 Minuten	backen.

SÜSS:

400 g Magerquark	
2 Eier	
40 g Weichweizengrieß	
1 TL Backpulver	
Süße nach Belieben	
1 TL Vanille aus der Mühle	in einer Schüssel cremig rühren und in die Nester geben.
Etwa 30 Minuten	backen.

Nährwerte für 1 Stk. Herzhaft:	Kcal: 82	Fett: 2g	Kohlenhydrate: 12g	Ballaststoffe: 1g	Eiweiß: 4g
Nährwerte für 1 Stk. Süß:	Kcal: 112	Fett: 3g	Kohlenhydrate: 15g	Ballaststoffe: 1g	Eiweiß: 7g

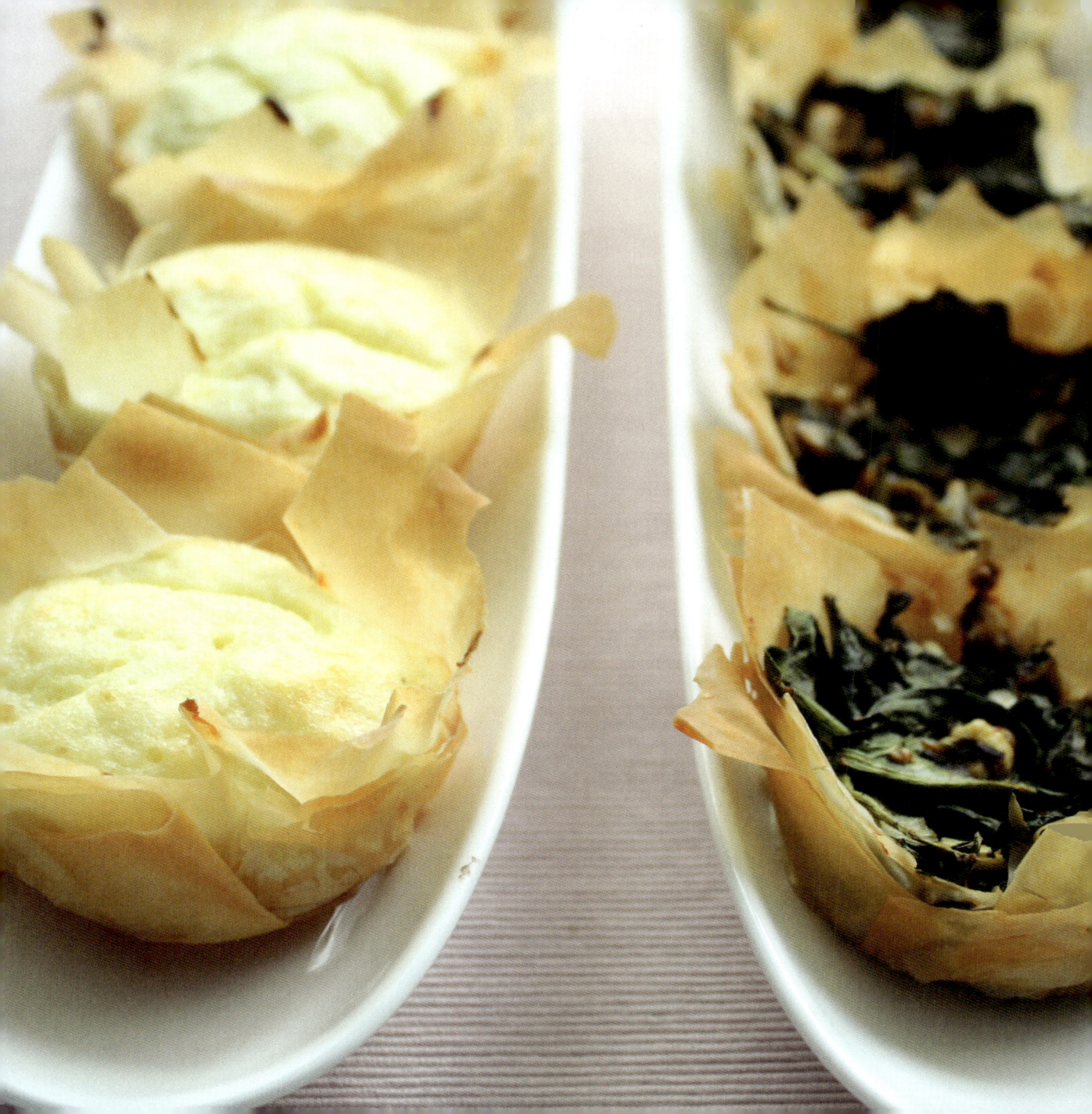

Falafelmuffins

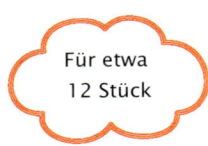

Für etwa
12 Stück

Auf 175° O/U-Hitze	den Ofen vorheizen.
1 kl. Dose Kichererbsen	
(240 g Abtropfgewicht)	und
180 g Mais	gut abtropfen lassen mit
1 Ei	in eine Schüssel geben und mit einem Pürierstab pürieren.

60 g Dinkelvollkornmehl
1 Bund gehackte Petersilie
2 TL Backpulver
2 TL Kreuzkümmel
1 TL Paprika
Salz und Pfeffer   dazugeben und gut verrühren.

In Silikon-Muffinformen geben oder auf ein gut einge-
fettetes Muffinblech verteilen – sie kleben sonst sehr am
Papier.

Etwa 50 Minuten   backen.

Tipp:
Am besten mit Minzjoghurt genießen!

Joghurt 0,3%
frische Minze
Salz

Nährwerte für einen Muffin (1/12): Kcal: 60   Fett: 1g   Kohlenhydrate: 8g   Ballaststoffe: 3g   Eiweiß: 3g

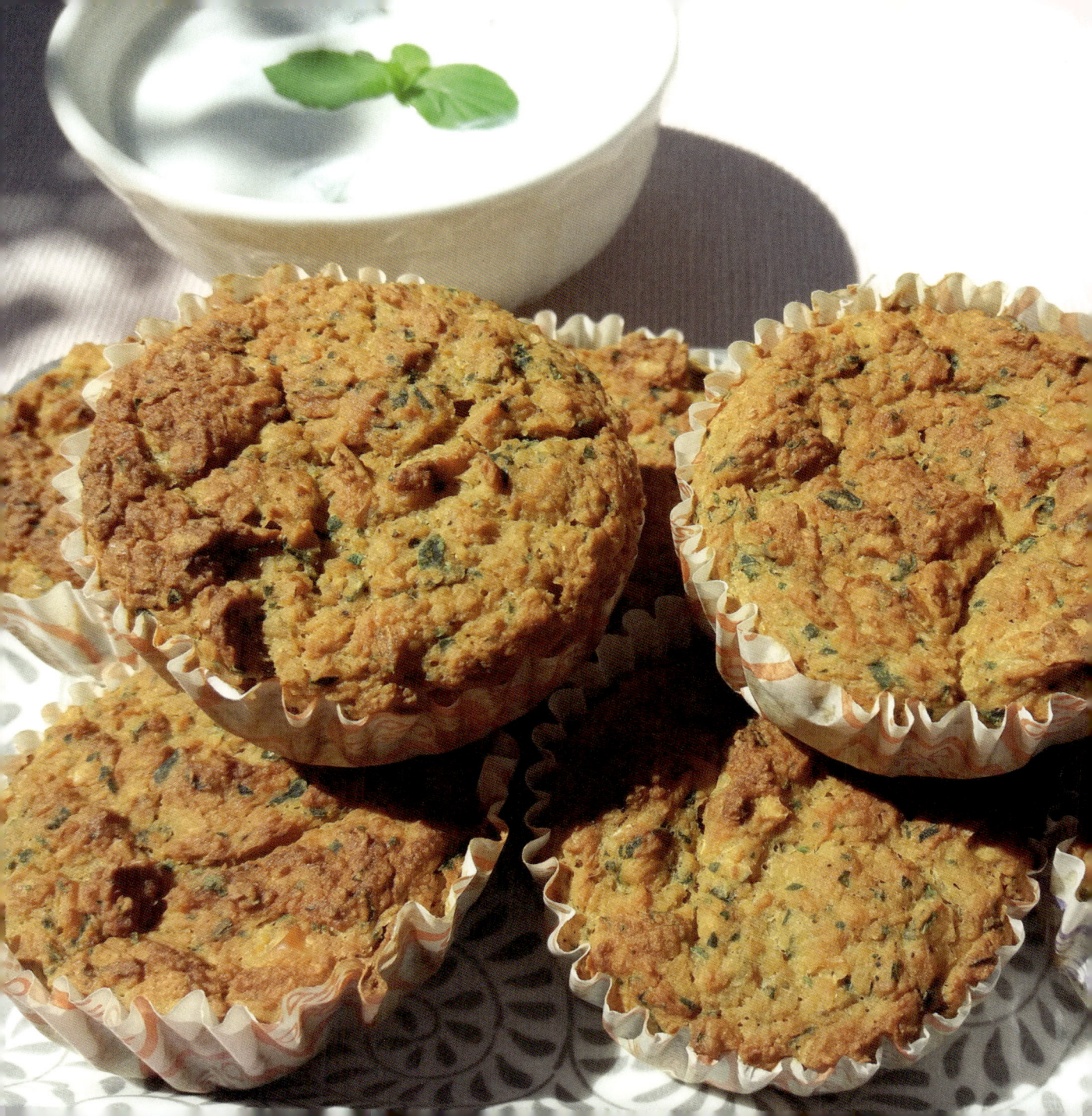

Zucchinipesto

1 Zwiebel	würfeln.
300 g Zucchini (gewaschen, entkernt, Enden geschnitten)	reiben.
2 TL Olivenöl	Beide Zutaten zusammen mit anbraten, bis keine Flüssigkeit mehr in der Pfanne ist.
	Abkühlen lassen.
½ – 1 Bund Basilikumblätter 3 EL Parmesan 4 Knoblauchzehen Saft einer halben Zitrone 1 TL Salz ½ – 1 TL Pfeffer	in die abgekühlte Masse geben und alles fein pürieren. Immer wieder abschmecken, ggf. mehr würzen.

Fertig!

Ergibt etwa 2 Gläser. Hält gut verschlossen im Kühlschrank aufbewahrt etwa 10 Tage.

Nährwerte für eine Portion (50g):   Kcal: 30   Fett: 2g   Kohlenhydrate: 2g   Ballaststoffe: 1g   Eiweiß: 2g

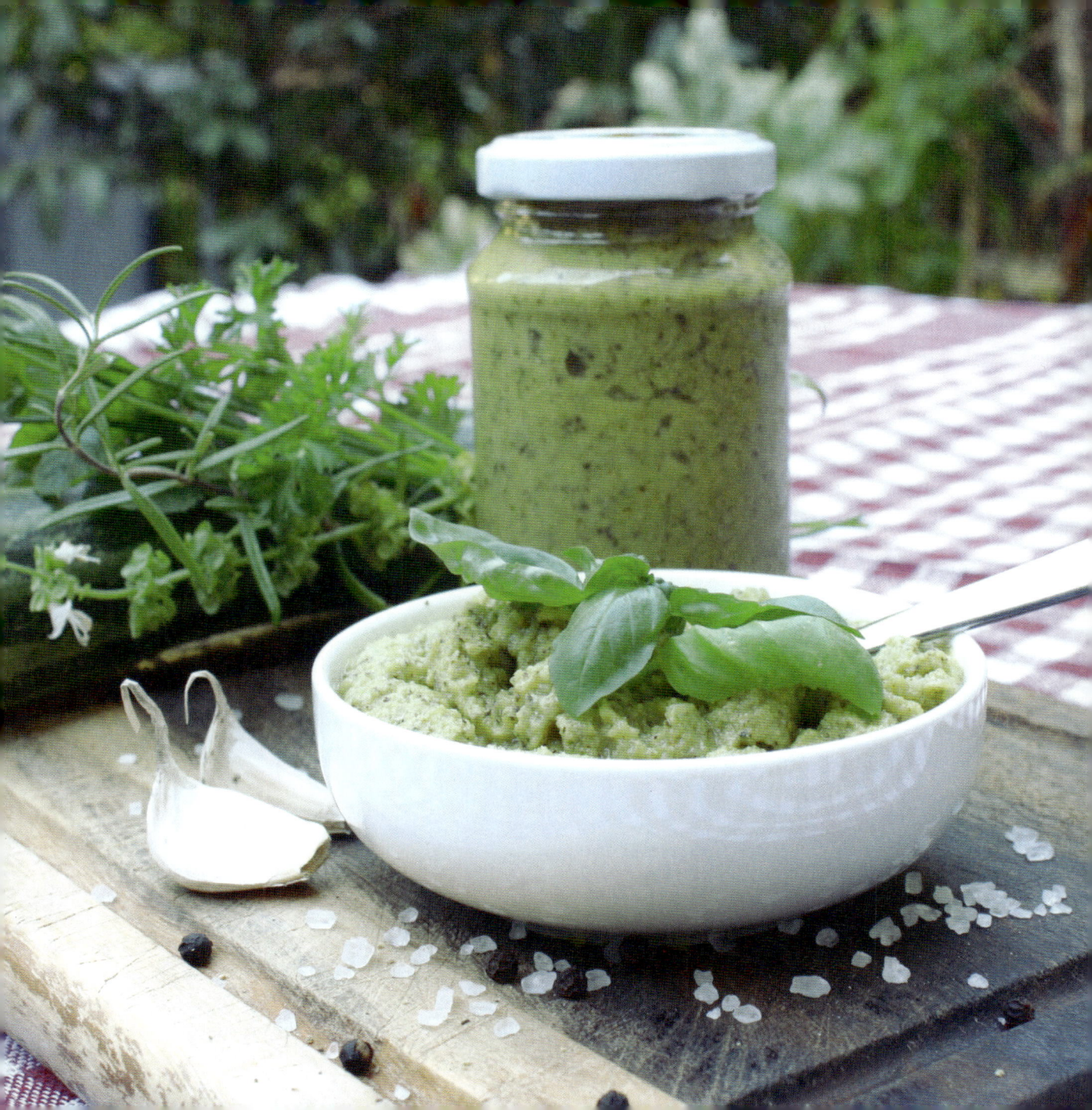

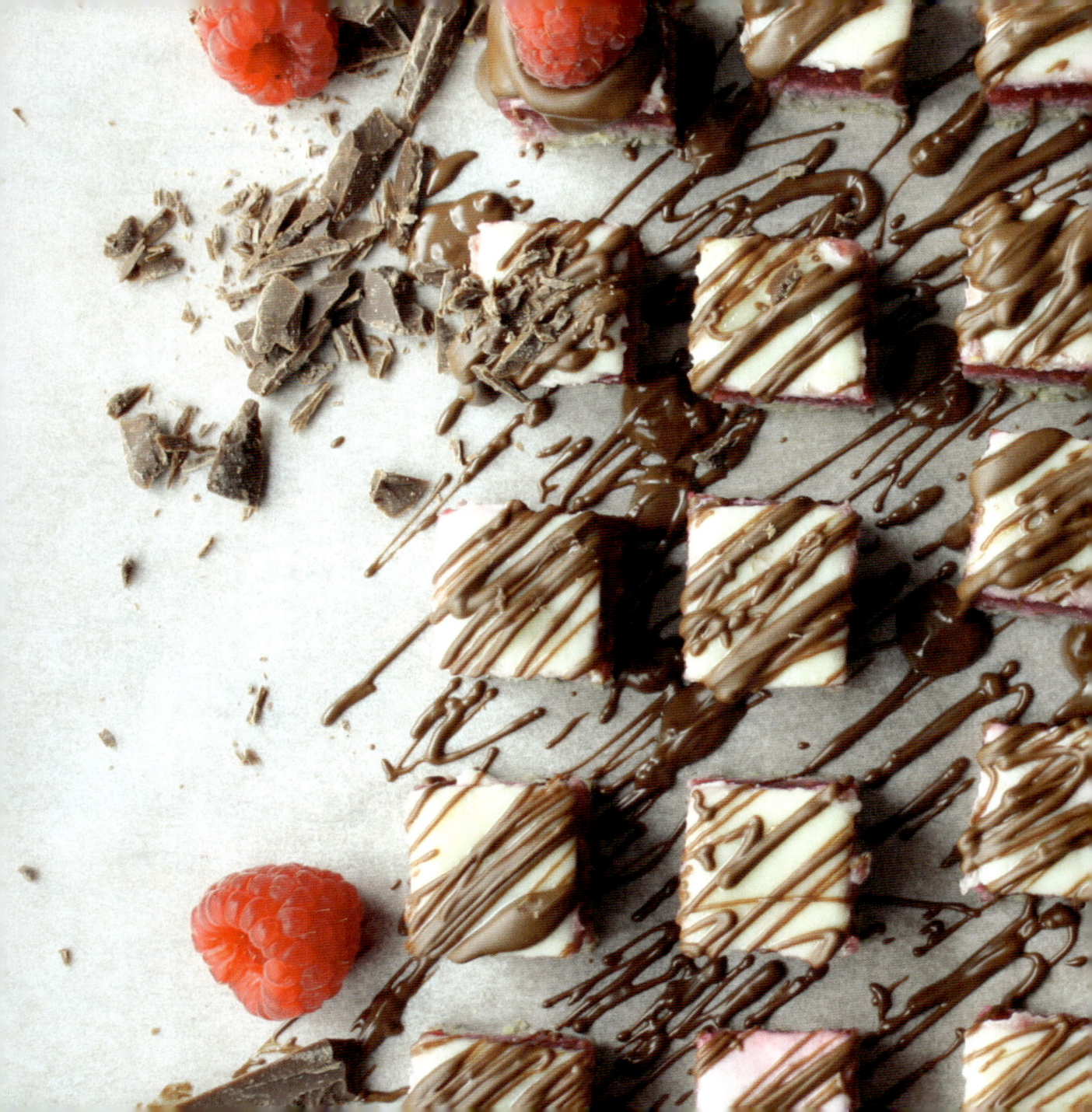

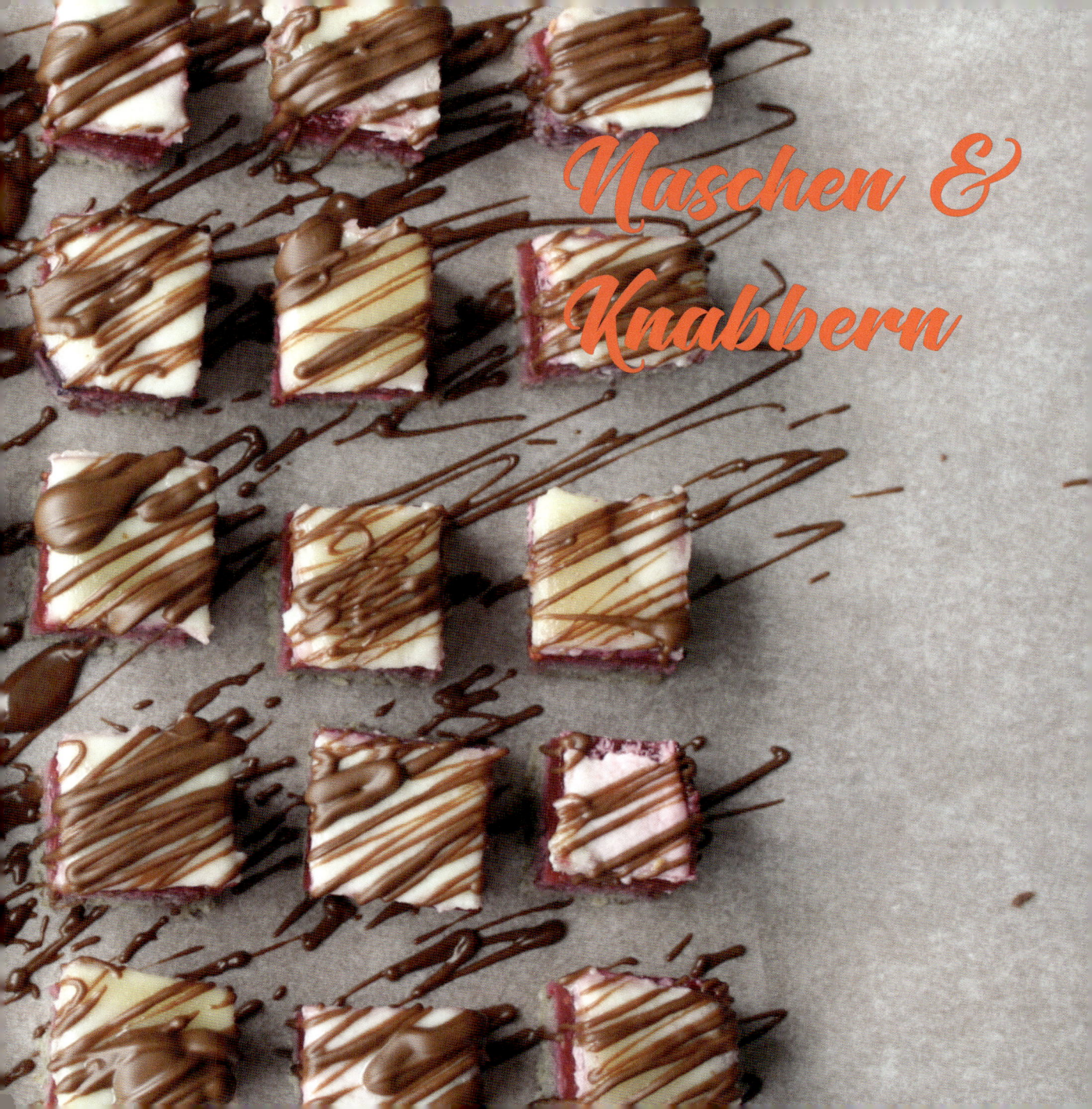

Naschen &
Knabbern

Schoko-Amaranth-Tafel

20 g Vollmilchkuvertüre	im Wasserbad oder in der Mikrowelle bei 400 Watt etwa 3 Minuten zum Schmelzen bringen. Die Schokolade schön cremig rühren.
10 g gepufften Amaranth	dazugeben und mit einem Löffel alles gut vermengen, bis alle Amaranthteilchen mit Schokolade überzogen sind.
1 Schokotafelform oder einfach einen eckigen Teller	mit der Masse füllen und alles schön glatt streichen.
20 Minuten	im Kühlschrank aufbewahren.

Tipp:
Auch lecker mit weißer Kuvertüre oder mit ganz wenig Kokos- oder Karamellsirup!

Nährwerte für eine Tafel: Kcal: 143 Fett: 7g   Kohlenhydrate: 16g   Ballaststoffe: 1g   Eiweiß: 3g

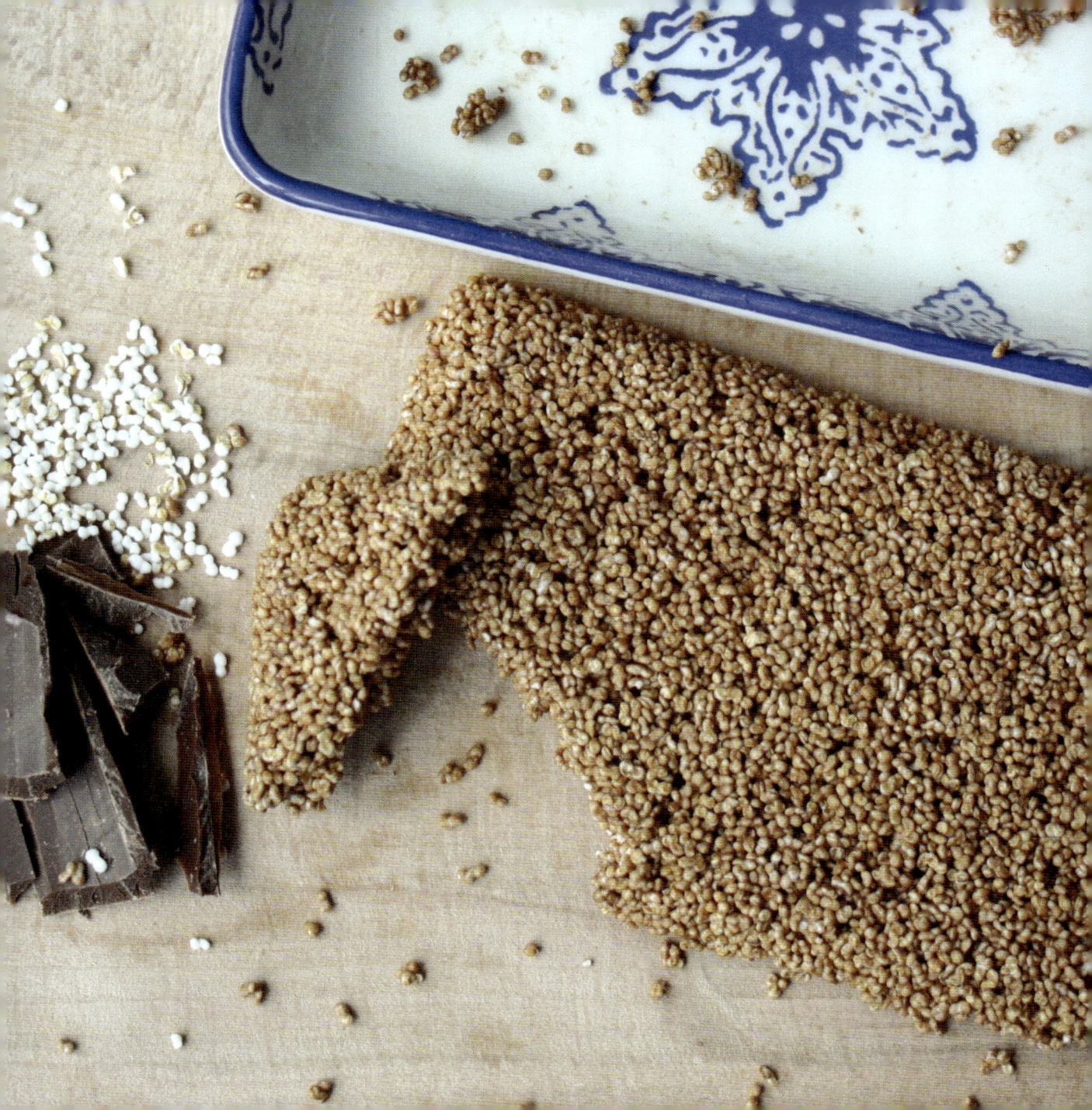

Fruchtgummis

Ergibt etwa 300 g

200 g TK-Himbeeren 150 ml Wasser	mit in einen kleinen Topf geben und erwärmen. Mit einem Pürierstab pürieren.
6 EL Agar Agar Süße nach Belieben ½ TL Zitronensäure	dazugeben und unter Rühren etwa 3 Minuten köcheln lassen.
3 Silikonformen	für Weingummis oder Pralinen auf ein Brett legen, damit sie befüllt besser transportabel sind. Die Masse vom Herd nehmen und in die Formen füllen.
Mindestens 1 Stunde	im Kühlschrank kühlen. Aus der Form nehmen und genießen.

Tipps:
- Mit Honig gesüßt ist es das ideale Naschi für die Kinder!
- Für Joghurtgums einfach 100 g Joghurt beim köcheln dazugeben und gut verrühren.

Nährwerte für eine Portion (50 g): Kcal: 15   Fett: 0g   Kohlenhydrate: 3g   Ballaststoffe: 2g   Eiweiß: 1g

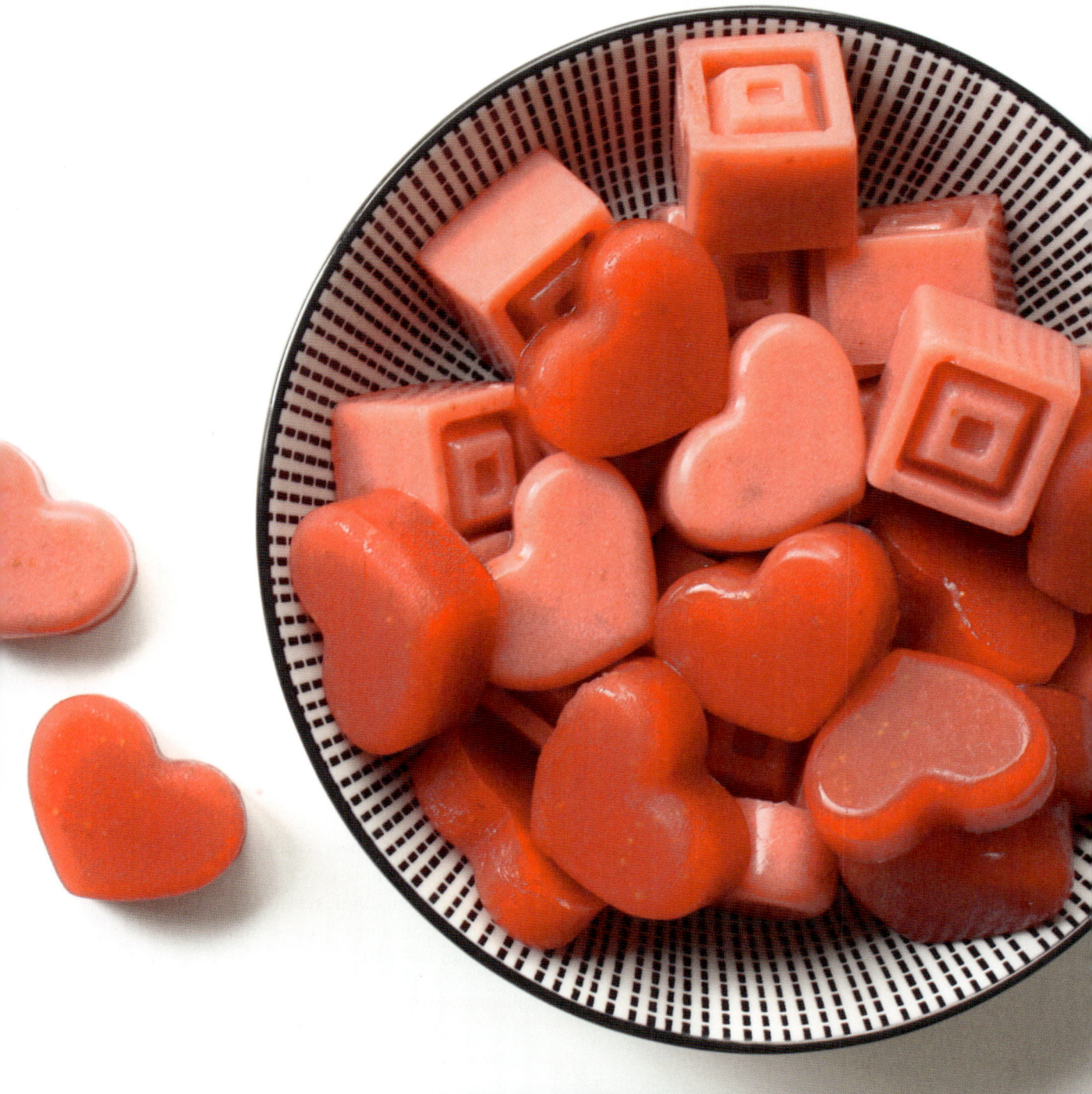

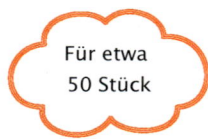

Himbeertraum

Für etwa 50 Stück

Auf 175° O/U-Hitze	den Ofen vorheizen.
100 g Haferkleie	
180 ml Wasser	vermengen und
1 Stunde	aufquellen lassen.
Süße nach Belieben	
1 TL Backpulver	dazugeben und vermengen.
Eine 20 x 20 cm Backform	mit Backpapier auslegen und den Teig einfüllen.
Etwa 35 Minuten	backen.
	Herausnehmen und in der Form auskühlen lassen.
	Währenddessen:
200 g TK-Himbeeren	
180 ml Wasser	in einen kleinen Topf geben und erwärmen. Mit einem Pürierstab pürieren.
4 EL Agar Agar	
Süße nach Belieben	
½ TL Zitronensäure	dazugeben und unter Rühren etwa 3 Minuten köcheln lassen.
	Die heiße Masse auf den Kuchenboden kippen.
1 Stunde	abkühlen lassen.
80 g Marzipanrohmasse	zwischen 2 Frischhaltefolien oder Backpapier auf die Größe 20 x 20 cm ausrollen.
	Auf die schon verhärtete Himbeerschicht legen.
	Vorsichtig aus der Form nehmen.
	In etwa 2 x 2 cm große Quadrate schneiden.
50 g Vollmilchkuvertüre	im Wasserbad schmelzen und mit einem Spritzbeutel auf den Himbeerteilchen verteilen.

Nährwerte für ein Stück (1/49):   Kcal: 21   Fett: 1g   Kohlenhydrate: 3g   Ballaststoffe: 1g   Eiweiß: 0g

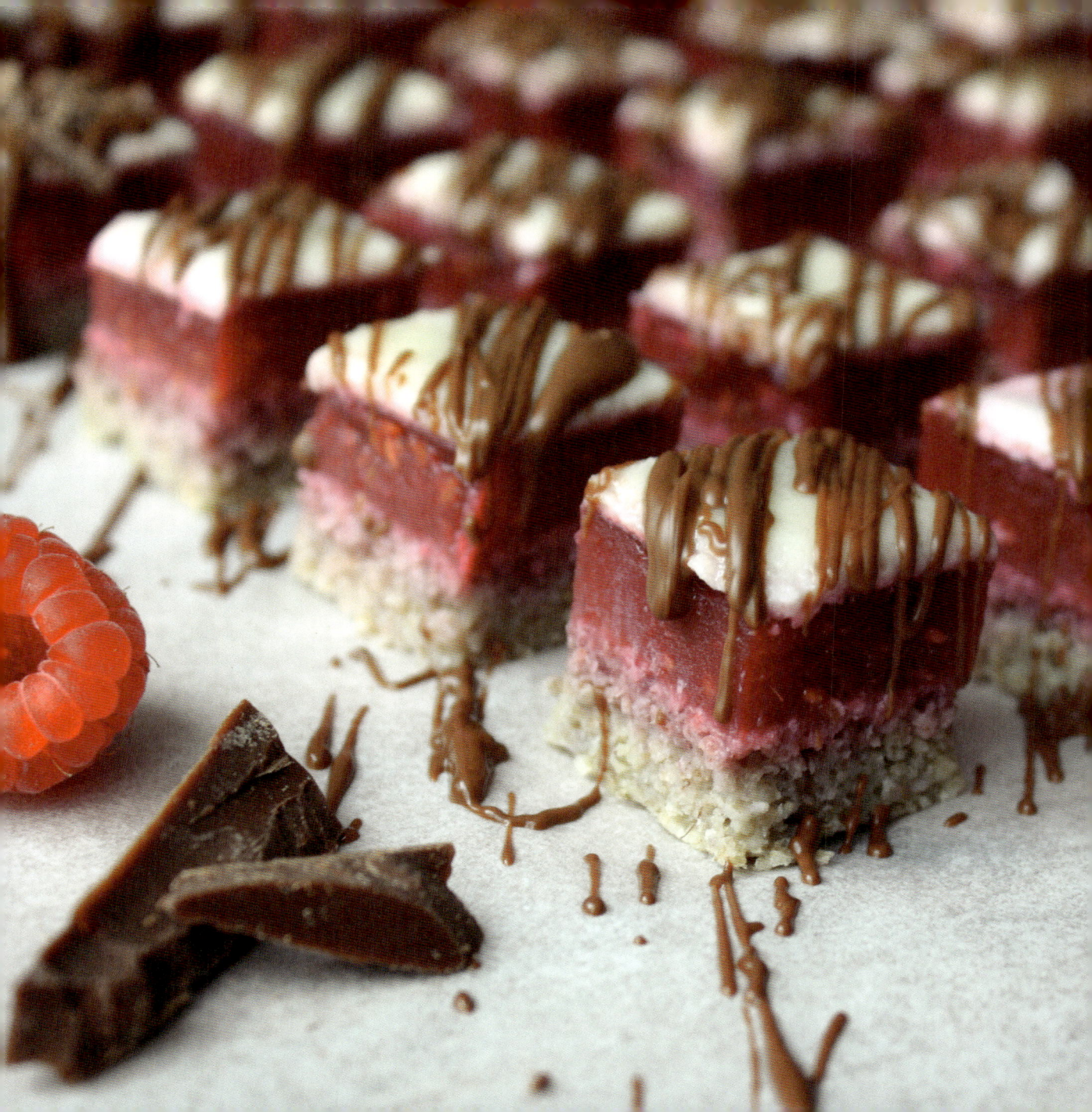

Schokopudding

250 ml ungesüßte Mandelmilch
1 EL Speisestärke
1 EL Backkakao
Süße nach Belieben
Vanille oder andere Aromen   im kalten Zustand alles gut verrühren.

                         Zum Kochen bringen.
1 Minute   unter Rühren köcheln lassen.

In 2 Schälchen   umfüllen.

Mindestens 2 Stunden   abkühlen lassen.

Tipp für Eilige:
Nimm statt Speisestärke 1 TL Guarkernmehl und
verrühre es im kalten Zustand 1 Minute mit einem Mixer.
Fertig!

Nährwerte für ein Schälchen (1/2): Kcal: 52   Fett: 3g   Kohlenhydrate: 5g   Ballaststoffe: 2g   Eiweiß: 2g

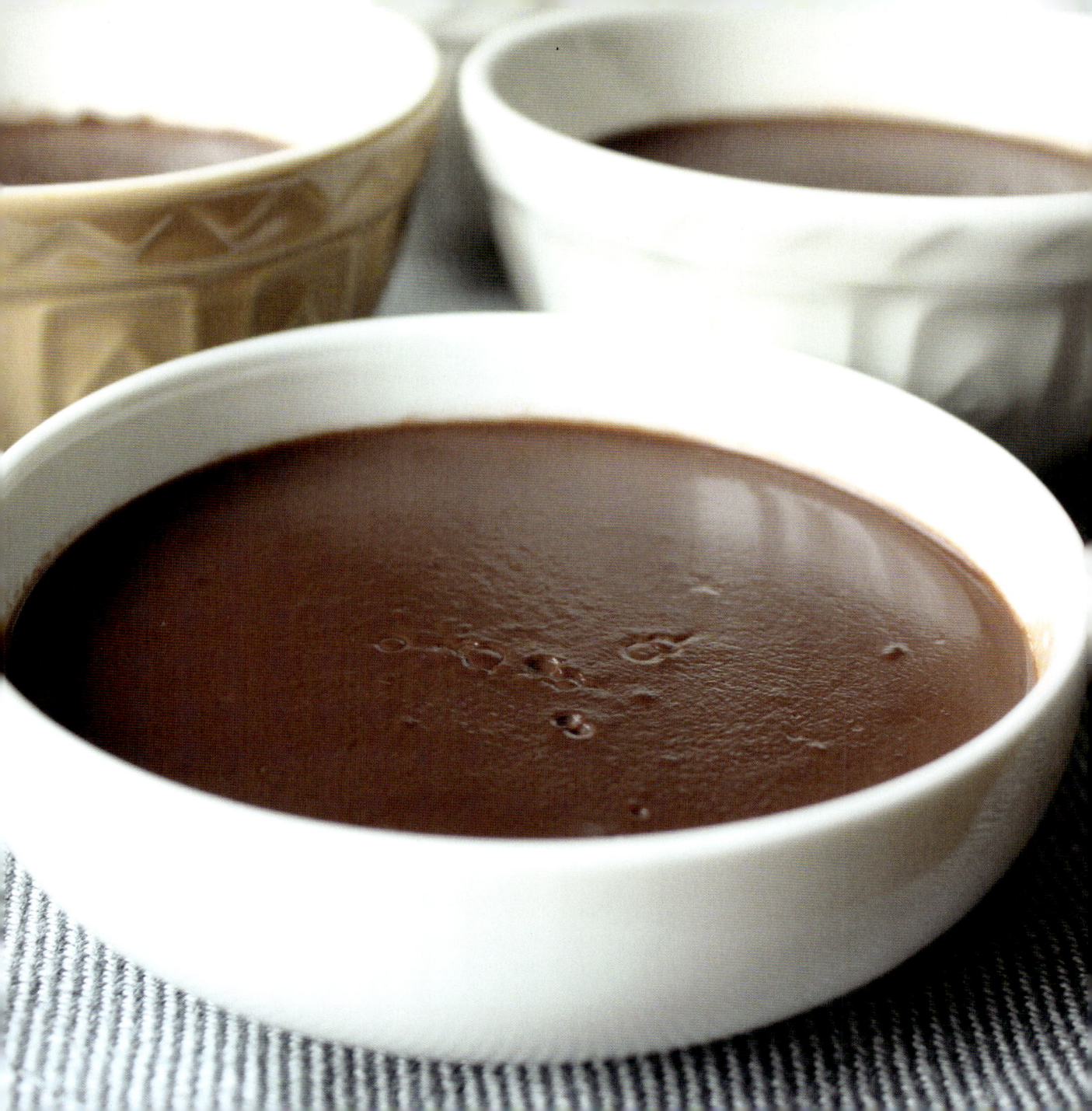

Schokonusscreme

250 g Möhren (geschält und Enden abgeschnitten) — in dicke Scheiben schneiden, weich kochen und in einem Sieb abkühlen lassen.

20 g Haselnüsse — in einer Pfanne auf dem Herd mit ⅔ der maximalen Hitze erwärmen (Stufe 2 bei max. 3 / Stufe 4 bei max. 6 etc.).

Etwa 6–8 Minuten — unter ständigem Rühren rösten.

Möhren
geröstete Haselnüsse
Süße nach Geschmack
50 ml Milch 1,5%
5 EL Haselnuss Sirup Light — oder Haselnussaromen
2 EL Backkakao
2 TL Halbfettmargarine — in ein hohes Gefäß geben und mit einem Stabmixer lange pürieren. Mache zwischendurch immer wieder Pausen, schaue nach der Konsistenz und pass auf, dass das Gerät sich nicht überhitzt.

Mindestens 10 Minuten — pürieren.

Wenn die Konsistenz ganz fein und cremig ist, in ein luftdichtes Gefäß geben.
Im Kühlschrank aufbewahren und genießen!

Tipp:
Lecker auf Brot, in Porridge, als Kuchenfüllung oder einfach pur gegen den Heißhunger.

Nährwerte für eine Portion (40g):   Kcal: 41   Fett: 3g   Kohlenhydrate: 4g   Ballaststoffe: 2g   Eiweiß: 1g

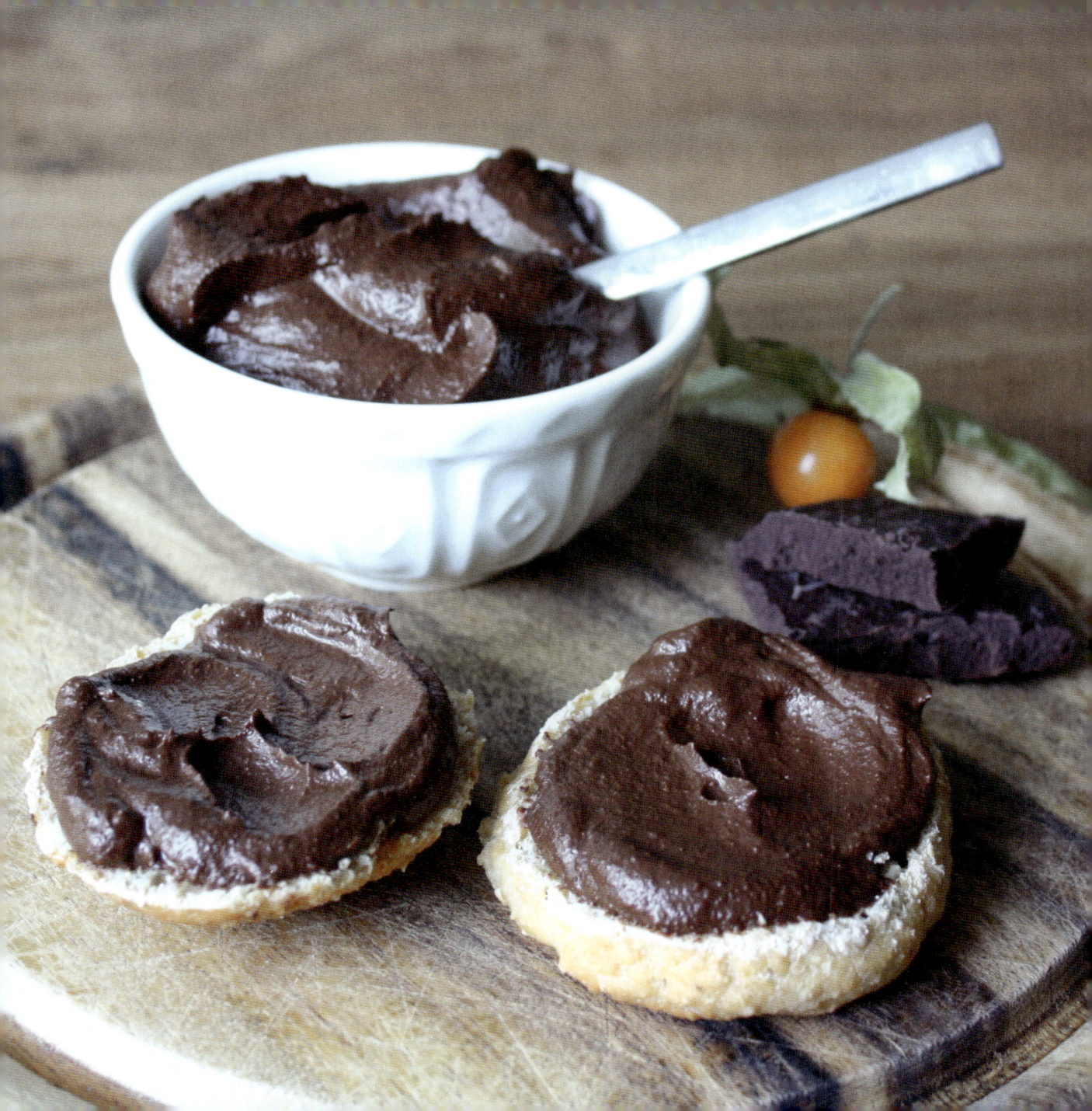

Knabbersticks

Auf 170° O/U-Hitze   den Ofen vorheizen.

1 Dose Kichererbsen
(240g Abtropfgewicht)
½ Dose Mais (etwa 150 g)
1 Ei   in ein hohes Gefäß geben und glatt pürieren und mit
1 TL Salz
1 TL Kreuzkümmel
1 TL Cayennepfeffer
1 TL Rosenpaprika   kräftig würzen.
Mit einem Schneebesen alles gut vermengen.

Die Masse in einen Gefrier- oder Frühstücksbeutel geben und eine Ecke 3-4 mm breit abschneiden.
Also wirklich nur ganz knapp. Nicht zu viel abschneiden, da die Sticks sonst zu dick werden und im Ofen außen verbrennen, bis sie innen durch sind. Sie müssen innen wie außen knusprig werden.

Mit dem gebastelten Spritzbeutel etwa 4-5 cm lange Würmer auf dem Blech verteilen. Es ist eine Menge, deshalb mit max. 1 cm Abstand auf dem Blech verteilen, sonst werden es 3 Bleche.

Etwa 35 Minuten   backen.

Nährwerte für eine Portion
(¼ der Gesamtmenge):   Kcal: 120 Fett: 4g   Kohlenhydrate: 13g   Ballaststoffe: 6g   Eiweiß: 7g

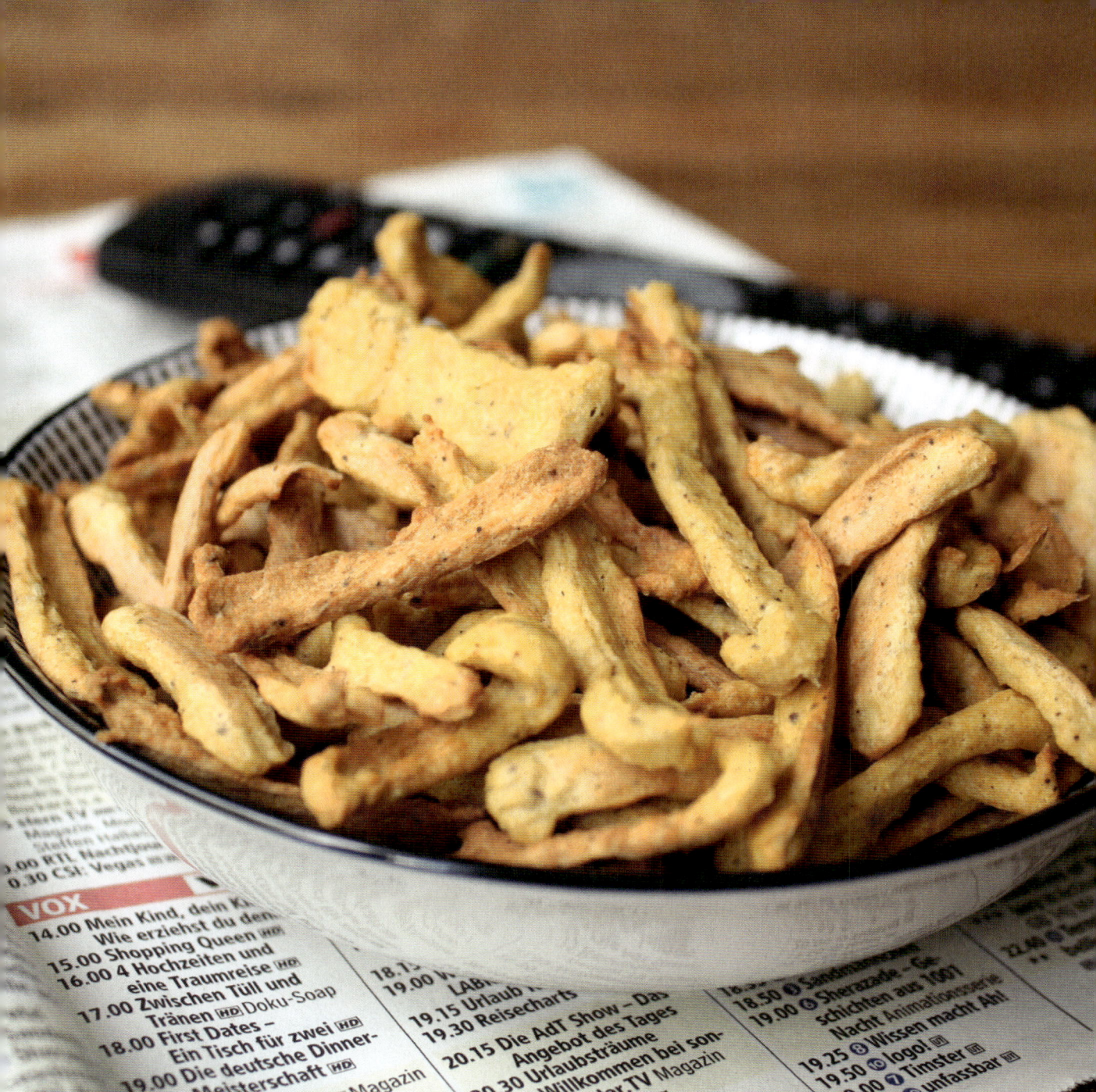

Brotchips

Auf 175° O/U–Hitze	den Ofen vorheizen.
200 g Magerquark *65 g Weizenmehl* *60 g Haferkleie* *2 TL Backpulver* *1 TL Salz*	in eine Schüssel geben und mit nassen Händen 3–4 längliche Brötchen formen.
Etwa 45 Minuten	backen.
	Die Brötchen gut abkühlen lassen.
Auf 170° O/U–Hitze	den Ofen erneut vorheizen.
2 TL Salz *2 TL Knoblauchpulver*	in einer kleinen Schüssel mischen.
	Alle Brötchen in ganz dünne Scheiben schneiden und auf 2 Backbleche verteilen. Mit einer Sprühflasche oder mit nassen Handflächen die Brotstücke befeuchten. Die Gewürzmischung darüber verteilen.
Etwa 30 Minuten	backen.

Nährwerte für eine Portion
(1/6 der Gesamtmenge):   Kcal: 97   Fett: 1g   Kohlenhydrate: 14g   Ballaststoffe: 2g   Eiweiß: 6g

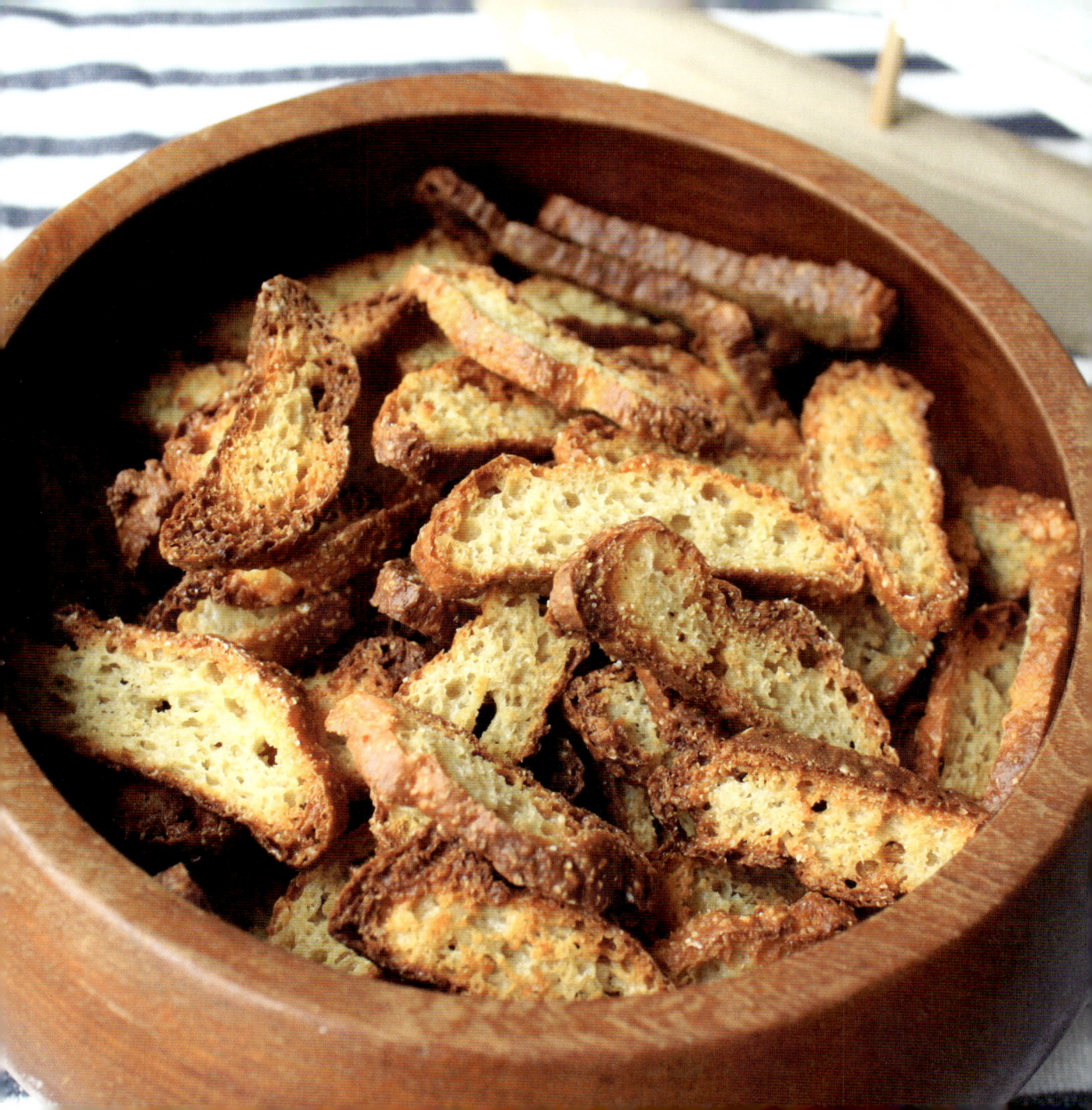

Käsecräcker

Auf 160° O/U-Hitze den Ofen vorheizen.

265 g Kichererbsen aus der Dose gut abtropfen lassen.
1 Ei dazugeben und pürieren.
1 TL Salz
1 TL Tomatenpulver
1 TL Basilikum
1 TL Rosenpaprika in den Teig geben und vermengen.
Das Backblech mit Backpapier auslegen und den Teig mit einem Löffel/einer Tortenpalette ganz dünn darauf verteilen. Dabei den Löffel stets nass halten.
Evtl. brauchst Du 2 Backbleche.
Wundere Dich nicht, es lässt sich gut wieder vom Papier lösen!
Sehr dünn streichen, nochmal mit Salz (nach Wunsch auch weiteren Gewürze) bestreuen.

15 Minuten im Ofen backen, herausholen und in Quadrate oder Dreiecke schneiden (lass Dich von der Konsistenz nicht abschrecken).
40 g geriebenen Parmesan auf die Cräcker geben.
Weitere 25 Minuten backen.
Da die Öfen variieren können, einfach herausholen, wenn die Cräcker goldbraun und knusprig sind.
Abkühlen lassen, vom Papier lösen und genießen!

Nährwerte für eine Portion
(1/5 der Gesamtmenge): Kcal: 112 Fett: 5g Kohlenhydrate: 8g Ballaststoffe: 4g Eiweiß: 7g

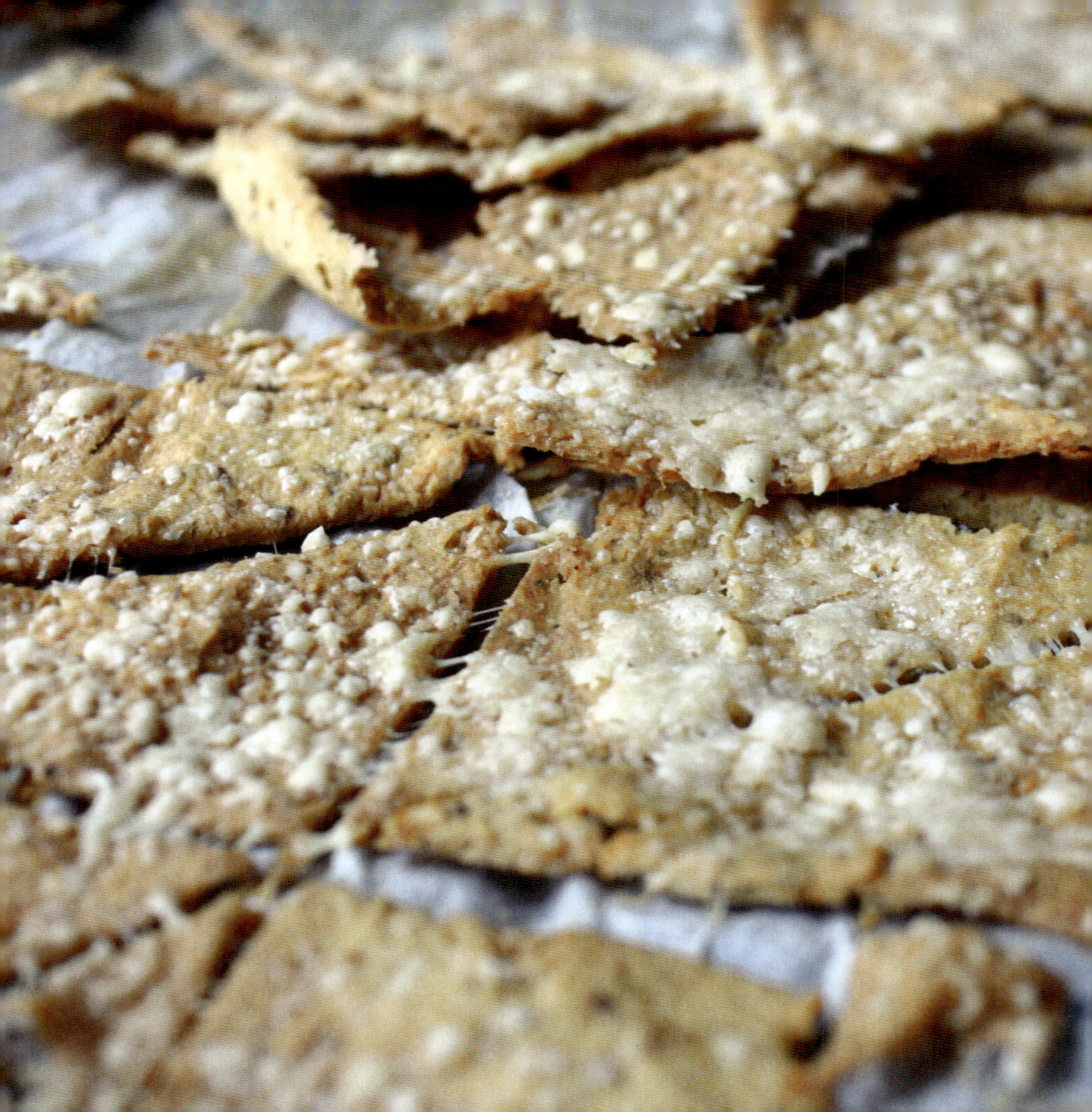

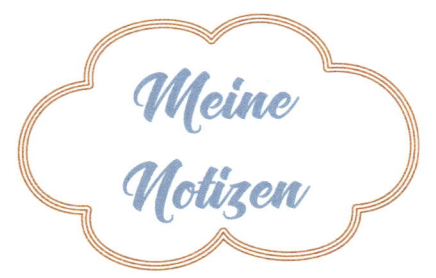

Meine Notizen

DIE WÖLKCHENBÄCKEREI

sagt

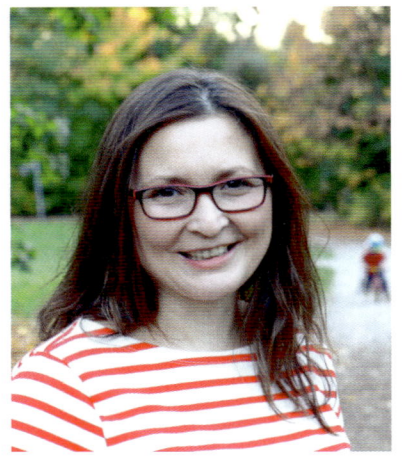

Güldane Altekrüger, Rufname Dana. Gebürtige hamburger Türkendeern. Mama von 2 Kindern. Spaß am Backen und am Leben!

Danke! Danke! Danke! Danke! Danke! Danke!
Danke! Danke, liebe Community! Danke! Danke!
Danke! Danke, Markus! Danke! Danke! Danke!
Danke! Danke, Lale! Danke! Danke! Danke!
Danke, Noyan! Danke! Danke! Danke! Danke!
Danke, Kubi! Danke! Danke, Ena! Danke! Danke!
Danke, liebe Community! Danke! Danke! Danke!

Danke! Danke! Danke! Danke! Danke! Danke! Danke! Danke! Danke!
Danke! Danke! Danke! Danke! Danke! Danke! Danke! Danke! Danke!
Danke! Danke! Danke! Danke! Danke! Danke! Danke! Danke! Danke!
Danke! Danke! Danke! Danke! Danke! Danke! Danke! Danke! Danke!
Danke! Danke! Danke! Danke! Danke! Danke! Danke! Danke! Danke!
Danke! Danke! Danke! Danke! Danke! Danke! Danke! Danke! Danke!

www.woelkchenbaeckerei.de
instagram.com/diewoelkchenbaeckerei